"十二五"职业教育国家规划立项教材

国家卫生和计划生育委员会"十二五"规划教材

全国中等卫生职业教育教材

U0317433

供助产、护理专业用

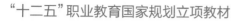

儿 童 护 理

主　编　董春兰　刘　俐

副主编　高峰泉　尚凤芝

编　者（以姓氏笔画为序）

付　雨（四川省护理职业学院）

刘　俐（四川省宜宾卫生学校）

吴兴富（山东省临沂卫生学校）

张云霞（南宁市卫生学校）

尚凤芝（朝阳卫生学校）

高峰泉（山东省青岛第二卫生学校）

董春兰（本溪市卫生学校）

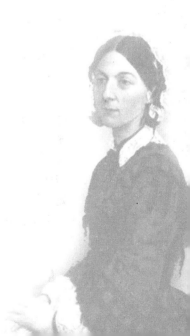

人民卫生出版社

图书在版编目（CIP）数据

儿童护理/董春兰,刘俐主编.—北京：人民卫生
出版社,2015
　ISBN 978-7-117-19917-9

　Ⅰ.①儿…　Ⅱ.①董…②刘…　Ⅲ.①儿科学-护理
学-中等专业学校-教材　Ⅳ.①R473.72

中国版本图书馆 CIP 数据核字（2014）第 255438 号

人卫社官网　www.pmph.com	出版物查询，在线购书	
人卫医学网　www.ipmph.com	医学考试辅导，医学数据库服务，医学教育资源，大众健康资讯	

儿 童 护 理

主　　编：董春兰　刘　俐
出版发行：人民卫生出版社（中继线 010-59780011）
地　　址：北京市朝阳区潘家园南里 19 号
邮　　编：100021
E - mail：pmph @ pmph.com
购书热线：010-59787592　010-59787584　010-65264830
印　　刷：三河市博文印刷有限公司
经　　销：新华书店
开　　本：787×1092　1/16　印张：12　插页：1
字　　数：300 千字
版　　次：2015 年 2 月第 1 版　2015 年 2 月第 1 版第 1 次印刷
标准书号：ISBN 978-7-117-19917-9/R・19918
定　　价：28.00 元

打击盗版举报电话：010-59787491　E -mail：WQ @ pmph.com
（凡属印装质量问题请与本社市场营销中心联系退换）

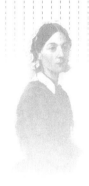

出 版 说 明

为全面贯彻党的十八大和十八届三中、四中全会精神,依据《国务院关于加快发展现代职业教育的决定》要求,更好地服务于现代卫生职业教育快速发展的需要,适应卫生事业改革发展对医药卫生职业人才的需求,贯彻《医药卫生中长期人才发展规划(2011—2020年)》《现代职业教育体系建设规划(2014—2020年)》文件精神,人民卫生出版社在教育部、国家卫生和计划生育委员会的领导和支持下,按照教育部颁布的《中等职业学校专业教学标准(试行)》医药卫生类(第一辑)(简称《标准》),由全国卫生职业教育教学指导委员会(简称卫生行指委)直接指导,经过广泛的调研论证,启动了全国中等卫生职业教育第三轮规划教材修订工作。

本轮规划教材修订的原则:①明确人才培养目标。按照《标准》要求,本轮规划教材坚持立德树人,培养职业素养与专业知识、专业技能并重,德智体美全面发展的技能型卫生专门人才。②强化教材体系建设。紧扣《标准》,各专业设置公共基础课(含公共选修课)、专业技能课(含专业核心课、专业方向课、专业选修课);同时,结合专业岗位与执业资格考试需要,充实完善课程与教材体系,使之更加符合现代职业教育体系发展的需要。在此基础上,组织制订了各专业课程教学大纲并附于教材中,方便教学参考。③贯彻现代职教理念。体现"以就业为导向,以能力为本位,以发展技能为核心"的职教理念。理论知识强调"必需、够用";突出技能培养,提倡"做中学、学中做"的理实一体化思想,在教材中编入实训(实践)指导。④重视传统融合创新。人民卫生出版社医药卫生规划教材经过长时间的实践与积累,其中的优良传统在本轮修订中得到了很好的传承。在广泛调研的基础上,修订教材与新编教材在整体上实现了高度融合与衔接。在教材编写中,产教融合、校企合作理念得到了充分贯彻。⑤突出行业规划特性。本轮修订紧紧依靠卫生行指委,充分发挥行业机构与专家对教材的宏观规划与评审把关作用,体现了国家规划教材一贯的标准性、权威性、规范性。⑥提升服务教学能力。本轮教材修订,在主教材中设置了一系列服务教学的拓展模块;此外,教材立体化建设水平进一步提高,根据专业需要开发了配套教材、网络增值服务等,大量与课程相关的内容围绕教材形成便捷的在线数字化教学资源包,为教师提供教学素材支撑,为学生提供学习资源服务,教材的教学服务能力明显增强。

人民卫生出版社作为国家规划教材出版基地,获得了教育部中等职业教育专业技能课教材选题立项24个专业的立项选题资格。本轮首批启动了护理、助产、农村医学、药剂、制药技术专业教材修订,其他中职相关专业教材也将根据《标准》颁布情况陆续启动修订。

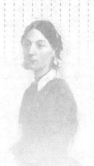

全国卫生职业教育教学指导委员会

全国中等卫生职业教育"十二五"规划教材目录

护理、助产专业

序号	教材名称	版次	主编	课程类别	所供专业	配套教材
1	解剖学基础*	3	任　晖　袁耀华	专业核心课	护理、助产	√
2	生理学基础*	3	朱艳平　卢爱青	专业核心课	护理、助产	
3	药物学基础*	3	姚　宏　黄　刚	专业核心课	护理、助产	√
4	护理学基础*	3	李　玲　蒙雅萍	专业核心课	护理、助产	√
5	健康评估*	2	张淑爱　李学松	专业核心课	护理、助产	√
6	内科护理*	3	林梅英　朱启华	专业核心课	护理、助产	√
7	外科护理*	3	李　勇　俞宝明	专业核心课	护理、助产	√
8	妇产科护理*	3	刘文娜　闫瑞霞	专业核心课	护理、助产	√
9	儿科护理*	3	高　凤　张宝琴	专业核心课	护理、助产	√
10	老年护理*	3	张小燕　王春先	老年护理方向	护理、助产	√
11	老年保健	1	刘　伟	老年护理方向	护理、助产	
12	急救护理技术	3	王为民　来和平	急救护理方向	护理、助产	√
13	重症监护技术	2	刘旭平	急救护理方向	护理、助产	
14	社区护理	3	姜瑞涛　徐国辉	社区护理方向	护理、助产	√
15	健康教育	1	靳　平	社区护理方向	护理、助产	
16	解剖学基础*	3	代加平　安月勇	专业核心课	助产、护理	√
17	生理学基础*	3	张正红　杨汎雯	专业核心课	助产、护理	√
18	药物学基础*	3	张　庆　田卫东	专业核心课	助产、护理	√
19	基础护理*	3	贾丽萍　宫春梓	专业核心课	助产、护理	√
20	健康评估*	2	张　展　迟玉香	专业核心课	助产、护理	√
21	母婴护理*	1	郭玉兰　谭奕华	专业核心课	助产、护理	√

续表

序号	教材名称	版次	主编		课程类别	所供专业	配套教材
22	儿童护理*	1	董春兰	刘 俐	专业核心课	助产、护理	√
23	成人护理(上册)—内外科护理*	1	李俊华	曹文元	专业核心课	助产、护理	√
24	成人护理(下册)—妇科护理*	1	林 珊	郭艳春	专业核心课	助产、护理	√
25	产科学基础*	3	翟向红	吴晓琴	专业核心课	助产	√
26	助产技术*	1	闫金凤	韦秀宜	专业核心课	助产	√
27	母婴保健	3	颜丽青		母婴保健方向	助产	√
28	遗传与优生	3	邓鼎森	于全勇	母婴保健方向	助产	
29	病理学基础	3	张军荣	杨怀宝	专业技能课	护理、助产	√
30	病原生物与免疫学基础	3	吕瑞芳	张晓红	专业技能课	护理、助产	√
31	生物化学基础	3	艾旭光	王春梅	专业技能课	护理、助产	
32	心理与精神护理	3	沈丽华		专业技能课	护理、助产	
33	护理技术综合实训	2	黄惠清	高晓梅	专业技能课	护理、助产	√
34	护理礼仪	3	耿 洁	吴 彬	专业技能课	护理、助产	
35	人际沟通	3	张志钢	刘冬梅	专业技能课	护理、助产	
36	中医护理	3	封银曼	马秋平	专业技能课	护理、助产	
37	五官科护理	3	张秀梅	王增源	专业技能课	护理、助产	√
38	营养与膳食	3	王忠福		专业技能课	护理、助产	
39	护士人文修养	1	王 燕		专业技能课	护理、助产	
40	护理伦理	1	钟会亮		专业技能课	护理、助产	
41	卫生法律法规	3	许练光		专业技能课	护理、助产	
42	护理管理基础	1	朱爱军		专业技能课	护理、助产	

农村医学专业

序号	教材名称	版次	主编	课程类别	配套教材
1	解剖学基础 *	1	王怀生　李一忠	专业核心课	
2	生理学基础 *	1	黄莉军　郭明广	专业核心课	
3	药理学基础 *	1	符秀华　覃隶莲	专业核心课	
4	诊断学基础 *	1	夏惠丽　朱建宁	专业核心课	
5	内科疾病防治 *	1	傅一明　闫立安	专业核心课	
6	外科疾病防治 *	1	刘庆国　周雅清	专业核心课	
7	妇产科疾病防治 *	1	黎　梅　周惠珍	专业核心课	
8	儿科疾病防治 *	1	黄力毅　李　卓	专业核心课	
9	公共卫生学基础 *	1	戚　林　王永军	专业核心课	
10	急救医学基础 *	1	魏　蕊　魏　瑛	专业核心课	
11	康复医学基础 *	1	盛幼珍　张　瑾	专业核心课	
12	病原生物与免疫学基础	1	钟禹霖　胡国平	专业技能课	
13	病理学基础	1	贺平则　黄光明	专业技能课	
14	中医药学基础	1	孙治安　李　兵	专业技能课	
15	针灸推拿技术	1	伍利民	专业技能课	
16	常用护理技术	1	马树平　陈清波	专业技能课	
17	农村常用医疗实践技能实训	1	王景舟	专业技能课	
18	精神病学基础	1	汪永君	专业技能课	
19	实用卫生法规	1	菅辉勇　李利斯	专业技能课	
20	五官科疾病防治	1	王增源	专业技能课	
21	医学心理学基础	1	白　杨　田仁礼	专业技能课	
22	生物化学基础	1	张文利	专业技能课	
23	医学伦理学基础	1	刘伟玲　斯钦巴图	专业技能课	
24	传染病防治	1	杨　霖　曹文元	专业技能课	

药剂、制药技术专业

序号	教材名称	版次	主编	课程类别	配套教材
1	基础化学 *	1	石宝珏　宋守正	专业核心课	
2	微生物基础 *	1	熊群英　张晓红	专业核心课	
3	实用医学基础 *	1	曲永松	专业核心课	
4	药事法规 *	1	王　蕾	专业核心课	
5	药物分析技术 *	1	戴君武　王　军	专业核心课	
6	药物制剂技术 *	1	解玉岭	专业技能课	
7	药物化学 *	1	谢癸亮	专业技能课	
8	会计基础	1	赖玉玲	专业技能课	
9	临床医学概要	1	孟月丽　曹文元	专业技能课	
10	人体解剖生理学基础	1	黄莉军　张　楚	专业技能课	
11	天然药物学基础	1	郑小吉	专业技能课	
12	天然药物化学基础	1	刘诗洣　欧绍淑	专业技能课	
13	药品储存与养护技术	1	宫淑秋	专业技能课	
14	中医药基础	1	谭　红　李培富	专业核心课	
15	药店零售与服务技术	1	石少婷	专业技能课	
16	医药市场营销技术	1	王顺庆	专业技能课	
17	药品调剂技术	1	区门秀	专业技能课	
18	医院药学概要	1	刘素兰	专业技能课	
19	医药商品基础	1	詹晓如	专业核心课	
20	药理学	1	张　庆　陈达林	专业技能课	

注：1. * 为"十二五"职业教育国家规划立项教材。
　　2. 全套教材配有网络增值服务。

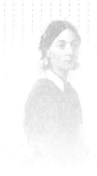

助产专业编写说明

　　根据教育部的统一部署,全国卫生职业教育教学指导委员会组织全国百余所中等卫生职业教育相关院校,进行了全面、深入、细致的助产专业岗位、教育调查研究工作,制订了助产专业教学标准。标准颁布后,全国卫生行指委全力支持人民卫生出版社规划并出版助产专业国家级规划教材。

　　本轮教材的特点是:①体现以学生为主体、"三基五性"的教材建设与服务理念。注重融传授知识、培养能力、提高素质为一体,重视培养学生的创新、获取信息及终身学习的能力,注重对学生人文素质的培养,突出教材的启发性。②满足中等卫生职业教育助产专业的培养目标要求。坚持立德树人,面向医疗和妇幼保健等机构,培养从事临床助产和母婴护理保健等工作,德智体美全面发展的技能型卫生专业人才。③有机衔接高职高专助产专业教材。在深入研究人卫版三年制高职高专助产专业规划教材的基础上确定了本轮教材的内容及结构,为建立中高职衔接的立交桥奠定基础。④凸显助产专业的特色。反映科学的孕娩理念,体现助产专业价值,教材内容与工作岗位需求紧密衔接。⑤把握修订与新编的区别。本轮教材是在"十一五"规划教材基础上的完善,因此继承了上版教材的体系和优点,同时注入了新的教材编写理念、创新教材编写结构、更新陈旧的教材内容。⑥整体优化。本套教材注重不同层次之间、不同教材之间的衔接;同时明确整体规划,要求各教材每章或节设"学习目标""工作情景与任务"模块,章末设"思考题或护考模拟"模块,全书末附该课程的实践指导、教学大纲、参考文献等必要的辅助内容。⑦凸显课程个性。各教材根据课程特点选择性地设置"病案分析""知识窗""课堂讨论""边学边练"等模块,50学时以上课程编写特色鲜明的配套学习辅导教材。⑧立体化建设。全套教材创新性地编制了网络增值服务内容,每本教材可凭封底的唯一识别码进入人卫网教育频道(edu.ipmph.com)得到与该课程相关的大量的图片、教学课件、视频、同步练习、推荐阅读等资源,为学生学习和教师教学提供强有力的支撑。⑨与护士执业资格考试紧密接轨。教材内容涵盖所有执业护士考点,且通过章末护考模拟或配套教材的大量习题帮助学生掌握执业护士考试的考点,提高学习效率和效果。

　　助产专业教材共27种,其中4种仅供助产专业用,其他教材供助产、护理专业共用。全套教材将由人民卫生出版社于2015年7月前分两批出版,供全国各中等卫生职业院校使用。

前　言

按照教育部颁布的《中等职业学校专业教学标准(试行)》，本教材编写以科学发展观为指导，全面落实教育规划纲要，以服务为宗旨，以就业为导向，体现现代职业教育特点。为了推进中高等职业教育助产、护理专业教学标准的有机衔接，满足学生护士执业资格考试的需要，更新教材内容，优化教材结构，运用现代信息技术创新教材呈现形式。

本教材属于按生命周期设置的中职教材，供助产、护理专业使用。教材内容包括绪论、儿童生长发育、住院儿童的护理及儿童疾病的护理。本教材编写继续坚持"三基五性"的原则。为了实现助产、护理专业全套教材的整体优化，在教材编写之前，与《母婴护理》《母婴保健》及《成人护理》等进行沟通，明确教材内容的划分，减少重复，如删去了儿童营养与喂养、儿童保健、新生儿特点及护理、早产儿特点及护理、新生儿窒息、原发型肺结核、粟粒性肺结核等内容，"儿科常用护理技术"一节中只保留患病儿童的护理操作，如儿童床使用法、臀红护理法、约束法、光照疗法、温箱使用法。补充了护士执业资格考试的相关内容，如新生儿缺氧缺血性脑病、新生儿低血糖、新生儿脐炎、新生儿低血钙、急性感染性喉炎、风湿热等。

在教材编写体例上，体现助产、护理专业特色，各系统疾病的描述仍以护理程序为框架，重点疾病前增加"概述"的内容。与上版教材最大的不同点是，每章在重点疾病前增加了"工作情景与任务"，以陈述句的形式告诉学生本节学习要解决什么问题，明确了工作任务，增加了教材的案例感和临床真实感，提高学生的学习兴趣。根据教材内容又增设了"box"，每章2~3个，建立相关链接，引导学生对学科前沿趋势、相关领域研究热点、最新研究成果等进行深层次的思考，鼓励学生扩大思维。另外，教材中的概念及重要词语后标注了英文，便于学生掌握更多的专业英语词汇。

本次教材编写时间短、任务重，但全体参编者高度重视，克服了各种困难，按要求、按时间完成了教材的编写，在此表示感谢。由于时间仓促、水平有限，难免存在不足之处，恳请各位同道和广大读者批评、指正。

董春兰　刘　俐

2014 年 10 月

目 录

第一章 绪 论

儿童护理是研究儿童生长发育规律及其影响因素,运用现代护理理论和技术对儿童进行整体护理,以促进儿童健康发育的专科护理。其研究内容包括儿童生长发育、促进身心健康的保健措施及患病儿童的护理。

第一节 儿童护理的任务和范围

一、儿童护理的任务

儿童护理的任务是从体格、智能、行为和社会等各方面来研究和保护儿童,为儿童提供综合性、广泛性的护理,以增强儿童体质,降低儿童发病率和死亡率,提高疾病治愈率,保障和促进儿童身心健康,提高儿童整体健康素质。

二、儿童护理的范围

儿童护理研究的年龄范围是从精、卵细胞结合起至青春期结束(18~20周岁)的儿童,国家卫生计生委(原卫生部)规定的临床服务对象是从出生至满14周岁的儿童。内容范围,凡涉及儿童时期健康和卫生的问题都属于儿童护理的范围,包括儿童生长发育、正常儿童身心方面的保健、儿童疾病的防治与护理,并与产科学、儿童心理学、社会学、教育学等多门学科有着广泛联系。因此,多学科的协作是儿童护理发展的必然趋势。

随着医学模式和护理模式的转变,儿童护理的任务、范围不断拓展,儿童护理工作者应树立整体护理理念,不断学习新理论、新知识、新技术,同时必须将科学育儿知识普及到社区、家庭,并取得社会各方面的支持,以适应儿童护理学的飞速发展。

第二节　儿童护理的特点

一、儿童机体特点

（一）儿童解剖特点

随着体格的生长发育，儿童身体各部位逐渐长大，头、躯干和四肢的比例发生改变，内脏的位置也随年龄增长而不同。如新生儿和小婴儿头部相对较大，颈部肌肉和颈椎发育相对滞后，抱婴儿时应注意保护头部；儿童骨骼比较柔软并富有弹性，不易骨折，但长期受压易变形；儿童髋关节附近的韧带较松，臼窝较浅，易脱臼及损伤，护理中动作应轻柔，避免过度牵拉。

（二）生理生化特点

儿童生长发育快，代谢旺盛，对营养物质的需要量相对比成人多，但胃肠消化功能发育尚未完善，故极易发生营养缺乏和消化紊乱；婴儿代谢旺盛而肾功能较差，容易发生水和电解质紊乱。此外，不同年龄的儿童有不同的生理生化正常值，如心率、血压、呼吸、周围血象、体液成分等。

（三）免疫特点

儿童免疫系统发育不成熟，防御能力差。新生儿虽可从母体获得 IgG，但 3~5 个月后逐渐下降，而自身合成 IgG 的能力一般要到 6~7 岁时才达到成人水平；母体 IgM 不能通过胎盘，故新生儿血清 IgM 浓度低，易患革兰阴性细菌感染；婴幼儿期 SIgA 也缺乏，易患呼吸道及胃肠道感染。故护理中应特别注意消毒隔离以预防感染。

二、儿童心理社会特点

儿童身心发育未成熟，缺乏适应及满足需要的能力，依赖性强，合作性差，需特别的保护和照顾；儿童好奇、好动、缺乏经验，容易发生各种意外，同时儿童心理发育过程也受家庭、环境的影响。在护理中应以儿童及其家庭为中心，根据不同年龄阶段儿童的心理发育特征和心理需求，提供相应措施，促进其心理健康发展。

三、儿童患病特点

（一）病理特点

由于儿童发育不成熟，对致病因素的反应与成人不同。如维生素 D 缺乏时，儿童易患佝偻病，而成人则表现为骨软化症；肺炎球菌所致的肺部感染在儿童常为支气管肺炎，而在年长儿和成人则表现为大叶性肺炎。

（二）疾病特点

儿童常见疾病种类及临床表现与成人不同。如婴幼儿感染性疾病、先天性疾病和遗传性疾病较多见，而成人主要是高血压、冠心病、糖尿病、恶性肿瘤等；儿童患病后表现与成人有很大不同，特别是患感染性疾病时往往起病急、来势凶、缺乏局限能力，易发生败血症，常伴有呼吸、循环衰竭及水、电解质紊乱等严重表现。

（三）预后特点

儿童患病时虽起病急、来势凶、变化多，但如诊治及时、有效、护理得当，病情好转较快,后遗症少,预后大多较好;但年幼、体弱、危重病患儿,病情变化迅速,应严密监护、积极抢救。

（四）预防特点

儿童疾病预防工作效果明显、意义重大。由于开展计划免疫和加强传染病管理,已使儿童传染病的发病率和死亡率明显下降;及早筛查和发现先天性心脏病、遗传性疾病及感觉和智力障碍等,及时加以矫正和干预,可防止发展为严重残障;科学合理喂养,积极进行体格锻炼,可防止儿童肥胖症,并对成年后出现的高脂血症、高血压、脑血管疾病和糖尿病等起到预防作用。因此,儿童时期的健康促进和疾病预防已成为儿科工作的重点内容。

四、儿童护理的特点

由于儿童处于不断的生长发育之中,无论在躯体、心理社会等方面,还是在疾病的发生、发展、转归和预防等方面,都有与成人护理不同的特征和特殊需要,因此,儿童护理具有自身的特点。

（一）护理评估难度大

1. 健康史采集困难　婴幼儿不能描述自身的健康史,多由家长或照顾者代述;学龄前期儿童描述欠准确;年长儿可因害怕吃药、打针而隐瞒病情或为逃避上学而夸大病情等,都会影响健康史的可靠性。

2. 体格检查困难　因患儿年龄小,体格检查时不能配合,可致体检不全面,结果不满意。辅助检查时患儿也多不能配合。

3. 标本采集困难　如留取婴幼儿尿液、粪便、血液等标本,均较成人困难。

（二）病情观察任务重

儿童不能及时、准确地表述自己的痛苦,而且患病时病情变化快,处理不及时易恶化甚至危及生命;及时处理,措施得当,病情可迅速好转。因此,护士不仅要有高度的责任心和敬业精神,更要有敏锐的观察力、丰富的护理实践经验及医学知识。

（三）护理项目多

儿童生活自理能力不足,在护理过程中,除基础护理、疾病护理外,护士还要承担大量的生活护理和教养工作,如饮食、睡眠、保暖、个人卫生、排便等。同时儿童好奇、好动、缺乏经验,容易发生各种意外,因此还要加强安全管理,防止发生意外事故。

（四）操作要求高

由于儿童解剖特点及认知水平有限,护理操作时多数儿童不能配合,增加了操作难度,对护士的操作技术提出了更高的要求。

（五）心理护理责任大

儿童处于不断的生长发育过程中,也是人格形成的重要阶段,并具有很大的可塑性,生活中任何经历,如生病、住院等,对儿童的心理发展都会造成影响。由于患儿年龄及患病不同,患儿可有不同的身心反应,护理人员要掌握这些特点和规律,采用适合其年龄特点的护理措施,尽可能减少对患儿心理的负面影响,并且注意评估不同患儿特有的个性心理反应,给予相应的护理,促进患儿心理健康发展。

第三节　儿科护士的角色和素质要求

一、儿科护士的角色要求

儿科护士的服务对象是正在长身体、长知识的儿童,他们的身心发展是通过与成人交往,经过学习,逐渐掌握知识、技能和积累社会经验来完成的。所以,儿科护士不仅担负有保护和促进儿童健康的重任,还肩负着教育儿童的使命。因此,儿科护士是多元化的角色。

(一) 护理活动的执行者

儿童处于生长发育阶段,各系统功能尚未成熟,生活自理能力不足,儿科护士最重要的角色就是在帮助儿童保持或恢复健康的过程中,为儿童及其家庭提供直接的护理照顾,如合理喂养、预防感染、药物给予、心理支持、健康指导等,以满足儿童身心两方面的需要。

(二) 护理计划者

为促进儿童身、心健康发展,护士必须运用专业知识和技能,收集儿童生理、心理、社会等方面的资料,全面评估儿童的健康状况及家庭在面临疾病时所产生的反应,找出健康问题,并制订全面的、切实可行的护理计划,采取有效的护理措施,以减轻患儿痛苦。

(三) 健康教育者

儿科护士接触的是正在成长中的儿童,是长知识的阶段,在对他们实施护理的同时,还要根据不同年龄阶段儿童智力发展的水平,以其能接受的方式,介绍有关健康知识,帮助他们建立自我保健意识,培养良好的生活、卫生习惯,纠正不良行为。同时对家长进行健康指导,宣传科学的育儿知识,使他们在生活上采取健康的态度和健康的行为,以达到预防疾病、促进健康的目的。

(四) 健康协调者

为促进健康,儿科护士需要与有关人员和机构进行相互联系和协调,如与医生联系讨论有关的治疗和护理方案,与营养师联系讨论有关膳食安排,与家长联系让其共同参与儿童护理过程等。建立并维护有效的沟通网络,使儿童保健工作与有关的诊断、治疗、救助等能协调配合,保证小儿能得到最适宜的整体性医护照顾。

(五) 健康咨询者

当患儿及家长对疾病及与健康有关的问题出现疑惑时,护士需认真倾听他们的询问,解答他们的问题,提供有关的医疗信息,并给予健康指导,以澄清儿童及家长对有关健康问题的模糊认识,解除疑惑,使他们能找到满足生理、心理及社会需要的最适宜的解决办法,以积极有效的方式应对压力。

(六) 患儿的代言人

儿科护士是儿童权益的维护者,在儿童不会表达或表达不清楚自己的要求和意愿时,护士有责任解释并维护儿童的权益不受侵犯。护士还需评估影响儿童健康的问题和事件,向有关行政部门提出改进的意见和建议。

(七) 护理研究者

儿科护士在护理工作中,应积极进行护理研究工作,探讨隐藏在儿童症状及表面行为下的真正问题,以便更实际、更深入地帮助他们。同时通过研究来验证、扩展护理理论知识,发展护理新技术,指导并改进护理工作,提高儿科护理质量。

二、儿科护士的素质要求

（一）思想道德素质

1. 热爱护理事业，具有高度的责任感和严谨的工作态度，爱护患儿；具有为儿童健康服务的奉献精神。

2. 具有诚实的品格、较高的慎独修养、高尚的道德情操。以理解、友善、平等的心态为儿童及其家庭提供帮助。

3. 具有正视现实、面向未来的目光，追求崇高的理想，忠于职守，救死扶伤，廉洁奉公，实行人道主义。

（二）科学文化素质

1. 具备一定的文化素养和自然科学、社会科学、人文科学等多学科知识。

2. 掌握一门外语及现代科学发展的新理论、新技术。

（三）专业素质

1. 具有合理的知识结构及比较系统完整的专业理论知识和较强的实践技能，操作准确，技术精湛，动作轻柔、敏捷。

2. 具有敏锐的观察力和综合分析判断能力，具有与儿童及其家庭有效沟通的能力，树立整体护理观念。能运用护理程序为患病儿童解决健康问题。

3. 具有开展护理教育和护理科研的能力，勇于创新进取。

（四）身体、心理素质

1. 具有健康的心理，乐观、开朗，情绪稳定，有宽容豁达的胸怀。有健康的身体和良好的言行举止。

2. 具有较强的适应能力，良好的忍耐力及自我控制力，善于应变，灵活敏捷。

3. 具有强烈的进取心，不断获取新知识，丰富和完善自己。

4. 具有与儿童成为好朋友、与儿童家长建立良好人际关系的能力，同仁间相互尊重、团结协作。

第四节　儿童年龄分期及各期特点

儿童处于不断生长发育的动态变化过程中，各系统组织器官逐渐长大和发展完善，功能亦愈趋成熟。根据儿童在不同年龄时期的解剖、生理、病理、心理和社会行为等方面的特点，将儿童年龄划分为 7 个时期，各期之间既有区别，又有联系。我们应以整体、动态的观点来考虑儿童的健康问题和采取相应的护理措施。

一、胎儿期

从受精卵形成至胎儿出生为止称为胎儿期（fetal period），共 40 周。妊娠前 8 周为胚胎期，是受精卵细胞不断分裂长大、机体各组织器官迅速分化形成的关键时期；8 周后为胎儿期，此期身体各组织器官迅速生长与功能渐趋成熟。胎儿期特点是：胎儿完全依赖母体生存，孕母的健康、营养、情绪及疾病等都直接影响胎儿的生长发育。此期（尤其是前 8 周）孕母若受到有害因素的影响如感染、接触放射性物质、滥用药物、吸烟、酗酒、营养缺乏等可使胎儿生长发育受到影响，引起各种先天畸形或早产，甚至导致流产和死胎。故此期应加强孕期保健,如孕母营养、孕母感染性疾病的防治、高危妊娠的监测及早期处理、胎儿生长发育的监测及一些遗传性疾病的筛查等。

二、新生儿期

自胎儿娩出脐带结扎时开始至出生后 28 天称新生儿期(neonatal period)。此期儿童脱离母体开始独立生活。体内、外环境发生了巨大变化,由于其生理调节和适应能力不够成熟,不仅发病率高,死亡率也高。因此新生儿时期应特别加强护理,如保暖、喂养、清洁卫生、消毒隔离等。

胎龄满 28 周至出生后足 7 天,称围生期(perinatal period),此期包括了妊娠后期、分娩过程和新生儿早期 3 个阶段,是小儿经历巨大变化和生命遭到最大危险的时期,死亡率最高。须重视优生优育,做好围生期保健。

三、婴儿期

自出生到 1 周岁之前为婴儿期(infant period)。此期为儿童出生后生长发育最迅速的时期,因此对能量和营养素尤其是蛋白质的需要量相对较大,但儿童消化、吸收功能尚未发育完善,易发生消化紊乱和营养不良;婴儿 6 个月后,来自母体的免疫抗体逐渐消失,自身免疫功能尚未成熟,故易发生感染性疾病。此期护理要点是提倡母乳喂养、及时合理添加辅食,有计划地预防接种,并重视习惯的培养。

四、幼儿期

1 周岁至满 3 周岁之前为幼儿期(toddler's age)。此期体格生长速度较前减慢,但随着行走能力的增强,活动范围增大,接触周围事物的机会增多,智能发育较前突出,语言、思维和社会适应能力增强,自主性和独立性不断发展,但对危险的识别能力和自我保护能力不足,易发生意外创伤和中毒;由于接触外界较广,而自身免疫能力仍低,传染病发病率较高;此期儿童乳牙逐渐出齐,消化能力逐渐增强,同时又面临食物转换问题,易发生营养缺乏和消化功能紊乱。此期应注意加强早期教育,培养良好的习惯和心理素质,注意预防意外,防止各种感染,合理喂养。

五、学龄前期

自 3 周岁到 6～7 岁入小学前为学龄前期(preschool period)。此期儿童的体格发育速度减慢,达到稳步增长,而智能发育更趋完善,求知欲强,好奇、多问、好模仿,语言和思维能力进一步发展,自理能力增强;防病能力有所增强,感染性疾病减少,同时自身免疫性疾病(如急性肾炎、风湿热)发病率增高。由于此期儿童具有较大的可塑性,因此要加强学前教育,培养良好的品德及生活和学习习惯,注意防止意外伤害,预防自身免疫性疾病。

六、学龄期

自入小学始(6～7 岁)至青春期前为学龄期(school period)。此期体格生长相对缓慢,除生殖系统外各器官发育已接近成人水平,智能发育较前更成熟,理解、分析、综合能力逐步增强,是增长知识、接受科学文化教育的重要时期。此期感染性疾病的发生率显著降低,因学习负担较重,易出现视力、姿势及精神行为等问题。此期的护理要点应加强教育,促进德、

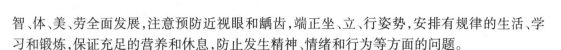

智、体、美、劳全面发展,注意预防近视眼和龋齿,端正坐、立、行姿势,安排有规律的生活、学习和锻炼,保证充足的营养和休息,防止发生精神、情绪和行为等方面的问题。

七、青春期

从第二性征出现至生殖功能基本发育成熟、身高停止增长的时期称青春期(adolescence)。女孩从11～12周岁开始到17～18周岁,男孩从13～14周岁开始到18～20周岁,体格生长再次加速,出现第二个高峰,同时生殖系统发育加速并趋于成熟。至本期末各系统发育已成熟,体格生长逐渐停止。与其他年龄组儿童相比,此期的患病率和死亡率相对较低,但由于接触社会增多、"独立感"不断增强和外界环境的影响,常引起心理、行为等方面的不稳定;同时,由于神经内分泌调节不够稳定,可出现良性甲状腺肿、痤疮、月经失调等。因此,此期要保证供给足够营养以满足生长发育加速的需要,加强体格锻炼和注意充分休息,及时进行生理、心理卫生和性知识的教育,使之树立正确的人生观和养成优良的道德品质,建立健康的生活方式。

（董春兰）

 思考题

女婴,5个月,母乳喂养,母亲从孩子4个月开始添加辅食,前来医院进行咨询。

问题:

（1）儿童年龄分哪几期? 该儿童属于哪一期?

（2）该期儿童有哪些特点?

第二章　儿童生长发育

学习目标

1. 具有高度的责任心和耐心,严肃认真的工作态度,动作轻柔谨慎,体现对儿童的关心和爱护。
2. 掌握儿童生长发育的规律及影响因素、体格发育常用指标、骨骼和牙齿的发育。
3. 熟悉感觉、运动功能和语言发育。
4. 了解体格发育评价。
5. 学会儿童体格发育测量方法并对儿童生长发育进行评估。

生长(growth)是指儿童身体各器官、系统的增长和形态改变,是量的变化;发育(development)是指细胞、组织、器官的分化及功能逐渐成熟,是质的变化。两者紧密相关,在形态增长的同时,也必然伴着功能的成熟,故习惯上用"发育"一词来概括生长和发育两个方面。

第一节　生长发育的规律及影响因素

一、生长发育的规律

(一) 连续性和阶段性

生长发育是一个连续不断的过程,贯穿于整个儿童时期,但不同年龄时期的生长发育速度不同,呈阶段性。如生后第一年儿童体重和身长的增长很快,尤其在前 3 个月最快,第二年以后生长速度逐渐减慢,到青春期又猛然加快。

(二) 顺序性

儿童的生长发育遵循一定的顺序规律:①由上到下,如出生后先抬头、后抬胸,再会坐、立、行;②由近到远,如先会抬肩、伸臂,再双手握物;③由粗到细,如先会用全掌抓握物体,后用手指拾取;④由简单到复杂,如先会画直线,进而能画圆、图形;⑤由低级到高级,如会看、听等感觉事物,再发展到记忆、思维、分析和判断等。

(三) 不平衡性

人体各器官系统的发育在不同年龄阶段各有先后。如神经系统发育较早,大脑在生后 2 年内发育较快;生殖系统发育较晚,青春期才开始发育;淋巴系统在儿童期则发育迅速,于青春期前达高峰,以后逐渐衰退降至成人水平;皮下脂肪在年幼时较发达,肌肉组织到学龄期发育才加速等(图 2-1)。

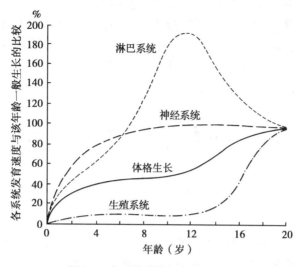

图 2-1　各系统发育与年龄的关系

（四）个体差异

儿童生长发育虽遵循一定的规律，但由于受机体内、外因素（遗传、营养、教养及环境等）的影响，存在较大的个体差异，各有其自己的生长模式。因此，生长发育的正常值不是绝对的，要充分考虑各种因素对发育的影响，需进行连续动态的观察，才能作出较正确的评价。

二、生长发育的影响因素

（一）遗传因素

1. 儿童的生长发育受父母双方遗传因素的影响。不同种族、家族间的差异影响着人的皮肤及毛发的颜色、相貌特征、身材高矮、性成熟的早晚及对疾病的易感性等，同时也影响着儿童性格、气质和能力等方面的特点。

2. 性别也影响儿童的生长发育。女孩的青春期比男孩约早 2 年，但男孩青春期持续时间较长，所以在青春期末男孩的身高、体重高于同龄女孩。因此，在评价儿童生长发育水平时应按性别不同进行。

（二）环境因素

1. 营养　合理的营养是儿童生长发育的物质基础，是保证儿童健康成长极为重要的因素。宫内营养不良的胎儿不仅体格生长落后，还严重影响脑的发育；生后患营养不良，特别是婴幼儿的严重营养不良，会影响生长发育，并造成机体的免疫、内分泌和神经调节等功能低下。

2. 孕母情况　母亲在妊娠期间的生活环境、营养、情绪、疾病、接受放射线照射及药物等各方面的因素，均会影响胎儿的宫内发育。母亲在哺乳期有愉快的情绪和充足的母乳，可促进婴儿的身心发育。

3. 疾病　疾病对儿童生长发育影响很大。急性感染常使体重下降；慢性疾病可影响身高与体重的增长；内分泌疾病常引起骨骼生长和神经系统发育迟缓；先天性疾病则可影响儿童的体格和神经精神的发育。同时，长期患病的儿童不断处于疾病所造成的不平衡状态中，承受持续的内在压力,还会影响其独立及自主能力的发展。

4. 生活环境　儿童的生活环境不仅包括物理环境,而且还包括家庭的经济、社会、文化状况等。良好的居住环境、卫生条件如阳光充足、空气清新、水源清洁等能促进儿童生长发育。反之,将有不良影响。健康的生活方式、科学的护理和完善的医疗保健服务等,都是促进儿童生长发育达到最佳状态的重要因素。

第二节　儿童体格发育及评价

 工作情景与任务

导入情景:

　　小李是儿童保健门诊的护士,接待了一位 1 岁男孩,孩子体重 12kg,身高 74cm,头围 46cm,有 8 颗牙,家长很想知道孩子的发育是否正常。

工作任务:

1. 判断该儿童的体格发育情况。
2. 对家长进行护理指导。

一、体格发育常用指标

(一) 体重

体重(weight)是身体各器官、系统、体液的总重量。体重是反映体格生长,尤其是营养状况的重要指标,也是决定临床补液量和给药量的重要依据。

儿童体重的增长不是等速的,年龄愈小,增长速度愈快。正常新生儿出生平均体重男婴为 (3.3 ± 0.4) kg,女婴为 (3.2 ± 0.4) kg。出生后第一个月可增加 $1\sim1.7$ kg,生后 3 个月末的婴儿体重约为出生时的 2 倍,12 月龄婴儿体重约为出生时的 3 倍(10kg),2 岁时体重约为出生时的 4 倍(12~13kg),2~12 岁体重年增长约 2kg。为便于日常应用,可按以下公式粗略估计儿童体重。

$1\sim6$ 个月:体重(kg)= 出生时体重+月龄×0.7

$7\sim12$ 个月:体重(kg)= 6+月龄×0.25

$2\sim12$ 岁:体重(kg)= 年龄×2+8

儿童进入青春期后,由于性激素和生长激素的协同作用,体格发育又加快,体重增长迅速,不能再按以上公式推算。

体重测量方法有立式、坐式、卧式(图2-2)。小婴儿用盘式杠杆秤测量,卧于秤盘中央测量;1~3 岁的幼儿用坐式杠杆秤测量;3 岁以上用站式杠杆秤测量。

同年龄、同性别正常儿童中体重存在个体差异,所谓的平均值只能供作参考,进行评价时应以儿童自己体重增长的变化为依据,不要以"公式"计算来评价,也不宜以人群均数当作"标准"看待。通常以均值加减 2 个标准差的范围为正常范围。临床上也有用均值上下波动 10% 为正常范围的方法进行评价。若体重较均值低 2 个标准差以上或低于均值 15% 为营养不良。

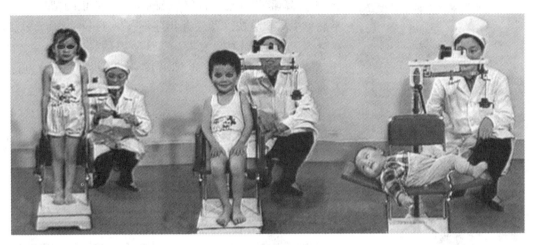

图2-2　儿童体重测量方法

知识窗

儿童肥胖症

　　儿童体重为同性别、同身高参照人群均值10%～19%者为超重;超过20%以上者便可以诊断为肥胖;其中20%～29%者为轻度肥胖;30%～49%者为中度肥胖;超过50%者为重度肥胖。

　　儿童肥胖症在我国呈逐步增多的趋势,肥胖不仅影响儿童的健康,且儿童期肥胖可延续至成人,容易引起高血压、糖尿病、冠心病、胆结石、痛风等疾病,所以对体重的控制应引起社会和家庭的重视。

（二）身高（长）

　　身高(height)是指头顶到足底的全身长度,是头部、脊柱、下肢的长度的总和。身高是反映骨骼发育的重要指标。3岁以下婴幼儿采用仰卧位测量,称身长(图2-3);3岁以后立位测

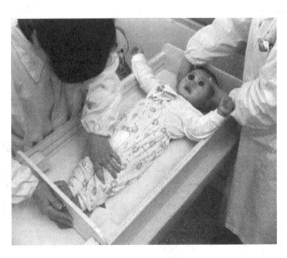

图2-3　身长测量

11

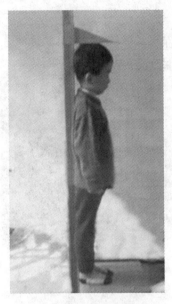

图 2-4 身高测量

量,称身高(图 2-4)。身高(长)的增长同体重的增长一样,年龄越小增长越快。新生儿出生时平均身长为 50cm,1 周岁时为 75cm,2 周岁时为 85cm。2 岁以后身高(长)稳步增长,平均每年增长 6~7cm。2~12 岁儿童身高(长),可按下列公式粗略推算:

$$身高(长)(cm) = 年龄×7+75(cm)$$

儿童进入青春期后,身高的增长加速,故不能用此公式计算。

由于头部、脊柱、下肢三部分的发育速度并不一致,生后第一年头部生长最快,脊柱次之;学龄期下肢生长加快。某些疾病可使身体各部分比例失常,因此临床上需分别测量上部量(从头顶至耻骨联合上缘)和下部量(从耻骨联合上缘至足底),以检查其比例关系。新生儿上部量大于下部量,中点在脐上;2 岁时中点在脐下;6 岁时中点移至脐与耻骨联合上缘之间;12 岁时,上、下部量相等,中点在耻骨联合上缘(图 2-5)。

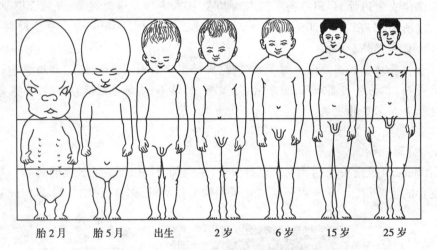

图 2-5 不同年龄儿童身体各部比例

胎 2 月　　胎 5 月　　出生　　2 岁　　6 岁　　15 岁　　25 岁

身高的增长受遗传、内分泌、营养、运动及疾病等影响。明显的身材异常往往由甲状腺功能减低、生长激素缺乏、严重佝偻病、长期营养不良等引起。

(三) 坐高

坐高(sitting height)是头顶至坐骨结节的长度。婴幼儿仰卧测量称顶臀长。坐高代表头颅与脊柱的发育。由于下肢增长速度随年龄增长而加快,故坐高占身高的百分数由出生时约 67% 降至 14 岁时的 53%,此百分数显示了上、下身比例的改变,比坐高绝对值更有意义。

3 岁以下儿童取仰位测量顶臀长(图 2-6)即为坐高。3 岁以上儿童用坐高计测量(图 2-7)。

(四) 头围

经眉弓上缘、枕后结节绕头一周的长度为头围(head circumference)。反映脑、颅骨的发

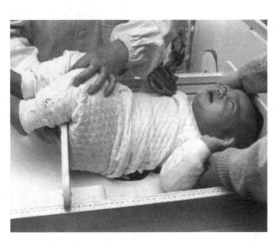

图2-6 顶臀长测量

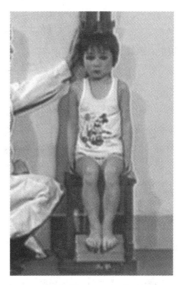

图2-7 坐高测量

育。正常新生儿头围平均为34cm,1岁时头围约46cm,2岁时约为48cm,5岁时为50cm,15岁时接近成人,为54~58cm。在儿童保健工作中监测头围,以生后头2年最有价值,头围过小常提示脑发育不良;头围过大时应注意有无脑积水及其他疾病等。

（五）胸围

胸围(chest circumference)是平乳头下缘经肩胛角下缘绕胸一周的长度。胸围的大小与营养、胸背肌肉、皮下脂肪、肺和胸廓的发育有关。正常新生儿胸围比头围小1~2cm,平均为32cm;1岁左右胸围与头围相等;1岁以后胸围应逐渐超过头围,其差数(cm)约等于其岁数减1。

（六）上臂围

上臂围(upper arm circumference)是沿肩峰、尺骨鹰嘴连线中点的水平绕上臂一周的长度。代表上臂肌肉、皮下脂肪、骨骼的发育水平,间接反映儿童的营养状况。在无条件测量体重和身高的地区,可通过测量左上臂围以筛查5岁以下儿童营养状况。上臂围超过13.5cm为营养好,12.5~13.5cm为营养中等,小于12.5cm为营养不良。

 边学边练

实践1　儿童体格测量方法

二、骨骼和牙齿的发育

（一）骨骼的发育

1. 颅骨的发育　颅骨的发育可根据头围大小、骨缝及前、后囟闭合迟早来衡量。前囟为顶骨与额骨边缘形成的菱形间隙(图2-8),出生时1.5~2.0cm(对边中点连线的距离),以后随颅骨生长而增大,6个月开始逐渐变小,1~1.5岁时闭合。后囟是顶骨与枕骨边缘形成的三角形间隙,出生时很小或已闭合,多于生后6~8周闭合。颅骨缝在出生时尚分离,至3~4个月时闭合。

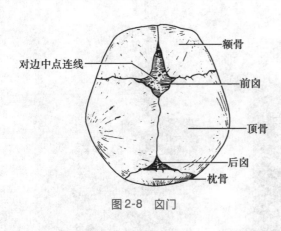

对边中点连线 ——
额骨
前囟
顶骨
后囟
枕骨

图2-8 囟门

前囟检查在儿科临床护理中非常重要。前囟早闭或过小见于头小畸形;迟闭或过大见于佝偻病、先天性甲状腺功能低下症或脑积水等;前囟饱满提示颅内压增高,是婴儿脑膜炎、脑炎的重要体征;前囟凹陷则常见于重度营养不良或脱水患儿。

2. 脊柱的发育 脊柱的发育反映脊椎骨的发育程度。出生后第一年脊柱增长快于四肢,1 岁以后四肢增长快于脊柱。

新生儿的脊柱无弯曲,仅轻微后凸,3 个月左右随抬头动作出现颈椎前凸;6 个月后会独坐时出现胸椎后凸;1 岁左右开始行走时出现腰椎前凸;6~7 岁时这 3 个生理弯曲逐渐被韧带固定。

3. 骨化中心 正常儿童的骨化中心按年龄出现,并按年龄结合。通常用 X 线检查长骨骨骺端骨化中心的出现时间、形态变化、数目多少、干骺端融合时间,以测定骨骼的发育年龄(骨龄)。腕部骨化中心共 10 个,儿童 10 岁时出全,故 1~9 岁腕部骨化中心的数目约为其岁数加 1。患甲状腺功能减退症、生长激素缺乏症等疾病时,患儿骨龄明显落后;而真性性早熟、先天性肾上腺皮质增生症骨龄超前。

(二) 牙齿

牙齿的发育与骨骼发育有一定的关系,但因胚胎来源不完全相同,故牙齿与骨骼的生长不完全平行。人一生有两副牙齿,即乳牙和恒牙。出生时无牙,一般于生后 6 个月左右(4~10 个月)乳牙开始萌出,12 个月尚未出牙者可视为乳牙萌出延迟;乳牙于 2~2.5 岁出齐,共 20 颗;2 岁以内儿童的乳牙数目约等于月龄减 4~6。乳牙萌出顺序为:下中切牙、上中切牙、上下侧切牙、第一乳磨牙、尖牙、第二乳磨牙。6 岁左右开始萌出第一颗恒牙即第一恒磨牙,于第二乳磨牙后方萌出。6~12 岁乳牙按萌出的顺序逐个脱落换之以恒牙;12 岁左右出第二磨牙,18 岁以后出第三磨牙(智齿)。恒牙共 32 颗,一般于 20~30 岁出齐,也有终身不出第三磨牙者。

 知识窗

出牙期注意事项

出牙期应注意:①每次进食后都要给孩子喂些温开水,以起到冲洗口腔的作用;②可给孩子吃些较硬的食物,如苹果、梨、面包干、饼干等,既可锻炼牙齿又可增加营养;③不要给孩子含安抚奶嘴作为安慰,以免造成牙齿错位。④孩子喜欢吸吮手指,应注意清洗孩子的手。

三、体格发育的评价

常用的体格发育评价方法如下:

(一) 均值离差法

一般以均值加减 2 个标准差(含95.4%的总体)的范围内,被检儿童为正常。

（二）中位数百分位法

以第 50 百分位为中位数,将资料分为第 3、25、50、75、97 百分位数的 5 个等级,一般在 3~97 百分位(含 95% 的总体)范围内,被检儿童为正常。

（三）生长发育图法

将各项体格生长指标按不同性别和年龄画成正常曲线图,对个体儿童从出生至青春期进行全程动态监测,将定期、连续的测量结果每月或每年标记于曲线图上进行比较,以了解儿童的发育趋势及生长速度。如儿童体重生长发育图中横坐标代表月龄,纵坐标代表体重,中间有 2 条参考标准曲线,上条曲线是第 97 百分位,相当于均值加 2 个标准差,下条曲线为第 3 百分位,相当于均值减 2 个标准差。正常生长发育范围应在 2 条参考标准曲线之间并保持上升的趋势。

第三节 感觉、运动功能和语言的发育

一、感、知觉的发育

感觉是人脑对直接作用于感官的刺激物个别属性的反映。儿童出生即有感觉,是儿童探索世界、认识自我过程的第一步,是以后各种心理活动产生和发展的基础。知觉是大脑将直接作用于感觉器官的刺激转化为整体经验的过程,儿童的知觉是在其感觉经验不断丰富的基础上形成、发展和完善起来的。

（一）视感知的发育

新生儿时已有视觉感应功能,能看清 15~20cm 距离内的事物;1 个月时可凝视光源;2 个月起能协调注视物体;3~4 个月时头眼协调较好,可追寻活动的物体或人所在的方位;4~5 个月开始认识母亲或奶瓶;5~6 个月时可以注视远距离的物体,如飞机、汽车等。18 个月时已能区别各种形状;2 岁能区别垂线与横线;5 岁时能区别各种颜色。

（二）听感知的发育

新生儿出生时中耳内有羊水潴留,无空气,听力差;3~7 日后听觉已相当良好;3~4 个月时可有定向反应(头转向声源),听到悦耳声音时会微笑;6 个月时能区别父母的声音;1 岁时能听懂自己的名字;2 岁时可精确区别不同声音;4 岁时听觉发育完善。

（三）味觉的发育

新生儿味觉已相当灵敏;4~5 个月婴儿对食物的微小改变已很敏感,是味觉发育的关键时期,故此时应适当添加各类辅食,以适应多种不同味道的食物。

（四）嗅觉的发育

出生时嗅觉已发育完善,3~4 个月对愉快和不愉快气味刺激会出现不同的表情,至 7~8 个月开始对芳香气味有反应。

（五）皮肤感觉的发育

皮肤感觉包括触觉、痛觉、温度觉等。新生儿触觉很灵敏,其敏感的部位是唇、口周、手掌及足底等,可引起先天的反射动作;6 个月皮肤有触觉的定位能力。新生儿对痛觉的反应迟钝,2 个月后才逐渐完善。新生儿温度觉很灵敏,尤其遇冷会产生啼哭反应,保暖后即安静。

（六）知觉的发育

知觉主要有物体知觉、空间知觉、时间知觉和运动知觉等，知觉往往是多种感觉统合的结果。儿童在 6 个月以前，主要是通过感觉认识事物；6 个月后，随着手眼协调动作，通过看、咬、摸、闻、敲击等活动，逐步了解物体各方面的属性。1 岁以后儿童空间知觉初步发育，如爬高处、躲门后等，3 岁能辨上下，4 岁能辨前后，5 岁能辨左右。儿童时间知觉发育较晚，一般 4~5 岁时有早上、晚上、白天、今天、明天、昨天的时间概念；5~6 岁时能区别前天、后天、大后天；一般 10 岁时能掌握秒、分、时、月、年等概念。

二、运动功能的发育

运动的发育分为大运动(包括平衡)和精细运动两大类。

（一）平衡和大运动发育

1. 抬头 新生儿俯卧位时能抬头 1~2 秒，2 个月竖抱时能抬头，3 个月时抬头较稳，4 个月时抬头稳并能自由转动。

2. 坐 婴儿 6 个月时能双手向前撑住独坐，8 个月时能坐稳并能左、右转身。

3. 爬 婴儿 8~9 个月时可用上肢向前爬，但上、下肢的协调性不够好；12 个月左右爬时可手、膝并用；18 个月时会爬台阶。

4. 站、走、跳 婴儿 11 个月时可独自站立片刻；15 个月时可独自走稳，18 个月时已能跑步和倒退行走；2 岁时可并足跳，2 岁半时能单足跳 1~2 下。

大运动发育的过程可归纳为："二抬四翻六会坐，七滚八爬周会走"(数字代表月龄)。

（二）精细运动发育

婴儿 3~4 个月时可自行玩手，开始有意识地用双手取物；6~7 个月时能单手抓物，并独自摇摆或玩弄小物体，出现换手与捏、敲等探索性动作；9~10 个月时可用拇、示指取物；12~15 个月时学会用匙，乱涂画；18 个月时能叠 2~3 块方积木，2 岁时可叠 6~7 块方积木，会翻书；3 岁时会脱衣服，在成人的帮助下会穿衣服，能画直线及圆；4 岁时能独自穿、脱简单的衣服。

三、语言的发育

语言(language)是指个体根据掌握的语言知识表达思想进行交流的过程。儿童语言的发育除受语言中枢控制外，还需要正常的听觉和发音器官，同时，周围人群经常与儿童的语言交往是促进语言发育的重要条件。一般语言发育的重要时期是在生后 9 个月至 4 岁，此时应有目的地对儿童进行语言训练，提供适于语言发育的环境。语言发育要经过发音、理解和表达三个阶段。

1. 发音阶段 新生儿已会哭叫；3~4 个月咿呀发音；6 个月时出现辅音；7~8 个月时能发出"ba ba"、"ma ma"等语音，但没有词语的真正意义。

2. 理解语言阶段 婴儿在发音中逐渐理解语言。10 个月婴儿能有意识地喊"爸爸"、"妈妈"；12 个月左右对词语的理解和表达开始相互联系起来，并促进了语言的发育。

3. 表达语言阶段 在理解的基础上，儿童学会表达语言。1 岁开始会说单词，2 岁时能说出自己身体各部分，如手、脚等，能讲 2~3 个字的词组；3~4 岁时能说短小的歌谣，会唱歌，以后不断发展、完善。

（刘　俐）

思考题

1. 一名女孩,5 岁,体重 19kg,身高 110cm,头围 50cm,胸围 54cm,会背歌谣,可以自己穿鞋系鞋带,能分辨颜色。

问题:

该小女孩发育是否正常?

2. 一名健康的儿童,体重 6.5kg,前囟 1.5cm,出牙 2 颗,能翻身,能喃喃发音,不能独坐,不会爬。

问题:

该儿童可能有多大年龄?

第三章 住院儿童的护理

学习目标

1. 具有耐心和责任心,体现对患病儿童的关心,体谅患儿与家长的心情。
2. 掌握儿童臀红护理法、温箱使用法、光照疗法。
3. 熟悉儿童给药方法,儿童常用溶液种类、成分、配制及液体疗法,儿童床使用方法。
4. 了解儿童门诊、儿童急诊、儿童病房的设置及护理管理,儿童药物选择及剂量计算方法,儿童体液平衡的特点。
5. 熟练掌握儿科常用护理技术操作。

第一节 儿童医疗机构的设置及护理管理

工作情景与任务

导入情景:

　　某儿童医院急诊科护士小张接诊一高热、抽搐男婴,测体温39.5℃,脑膜刺激征(−),初步诊断为"热性惊厥"。

工作任务:

1. 合理分诊。
2. 准备好对患儿进行急救护理。
3. 协助家属对患儿进行急救后的病房安置。

　　我国儿童医疗机构基本分为三种形式:儿童医院、妇幼保健院及综合性医院中的儿科门诊和病房。其中儿童医院中的设施最全面,包括儿童内科、外科、五官科等各科。在一般医院中儿科医疗机构通常包括儿科门诊、急诊与病房三部分。

一、儿童门诊的设置及护理管理

(一) 儿童门诊的设置

　　1. 预诊处　主要目的是尽早发现传染病患儿,便于及时隔离,减少患儿间的交互感染;协助患儿家长选择就诊科别,并根据病情给予适当安排,争取抢救机会与减少就诊时间。

预诊处应设在儿童医院内距大门最近的醒目处,或综合性医院儿科门诊的入口处,内设检查台、压舌板、手电筒及简易消毒隔离设备等。该室应设有两个出口,一个通向门诊候诊室或急诊室,一个通向传染病隔离室。

预诊检查主要为问诊、望诊及简单的护理体检。应力求抓住关键,简单扼要,在较短的时间内迅速作出判断。当遇有急需抢救的危重患儿时,预诊护士要立即护送至抢救地点。对已明确诊断的传染病患儿立即转到传染科门诊。因此预诊人员要求责任心强、经验丰富、动作迅速、决断能力强。

2. 挂号室　儿童经过预检分诊处后,凭预诊处卡片挂号。

3. 体温测量处　主要为发热患儿在就诊前测试体温,体温高达39℃时,应先给予物理降温,并优先安排就诊,以防热性惊厥。

4. 候诊室　候诊室需宽敞明亮,空气流通,温、湿度适宜。室内有足够的候诊椅,可设1~2张候诊床,以供包裹患儿及更换尿布使用。同时备有饮水设施。

5. 检查室　应设多个单间诊室,避免因儿童哭闹而相互干扰,同时可保护较大患儿的隐私。诊查室内设检查床、桌椅、诊查用具及洗手设备等。

6. 化验室　应设在诊查室附近,便于患儿就近化验检查。

7. 治疗室　应备有各种治疗器械及药品,可进行常规治疗,如注射、穿刺和灌肠等。

8. 厕所　应备便盆、为采集大便使用的标木盒及小便瓶。

(二)儿童门诊的护理管理

1. 保证就诊秩序　儿科门诊患儿家属多、流动量大,护理人员应积极主动做好解释、导诊等工作,加强就诊环境的管理,保证门诊工作有序进行。

2. 密切观察病情　儿童病情变化快,护士要经常巡视,注意观察患儿的面色、呼吸、神态等变化,发现异常情况及时报告医生,给予妥善处理。

3. 预防院内感染　严格执行消毒隔离制度,遵守无菌技术操作规程。及时发现传染病的可疑征象,并予以隔离,避免院内感染的出现。

4. 杜绝差错事故　儿科门诊由于时间和季节的特点,就诊患儿往往比较集中,护理人员应严格执行各项操作规程、药品管理及核对制度,防止出现医疗差错。

5. 提供健康教育　护理人员可利用候诊时间,向患儿家长进行季节性疾病的防治、儿科常见疾病的护理常识与科学育儿等知识的教育普及。

二、儿童急诊的设置及护理管理

(一)儿童急诊的设置

儿童急诊基本设置应形成一个独立的单位,以保证24小时工作的连续进行。

1. 抢救室　内设病床2~3张,并备有远红外线辐射台、抢救车,配有人工呼吸机、心电监护仪、气管插管用具、供氧设备、吸引装置、雾化吸入器、各种穿刺包、切开包、导尿包等。备有常用急救药品,以满足抢救危重患儿的需要。

2. 观察室　设病床及一般抢救设备,如供氧、吸引装置等,如有条件可装备监护仪器等。并按病房要求备有各种医疗文件。

3. 治疗室　设有治疗桌、药品柜,备有各种治疗、穿刺用物与各种导管等。

4. 小手术室　除一般手术的基本设备外,应准备清创缝合小手术、大面积烧伤的初步

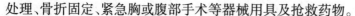

处理、骨折固定、紧急胸或腹部手术等器械用具及抢救药物。

（二）儿童急诊的护理管理

1. 做好组织抢救工作　急诊抢救的五要素包括医护人员、医疗技术、急救药品、仪器设备及抢救时间。急诊护士应有高度的责任心，良好的医德修养，敏锐的观察力和坚定的抢救意志。抢救技术精湛、药品种类齐全、仪器设备先进、时间争分夺秒都是保证抢救成功的重要因素。

2. 执行急诊岗位责任制度　应坚守岗位，及时发现病情变化，随时做好抢救准备。对抢救设备的使用、保管、补充、维护等应有明确的分工及交接班制度，以保证高质量地完成各种抢救任务。

3. 建立儿童各科常见急诊的抢救护理常规　儿科急诊的护理人员应熟练掌握常见疾病的护理要点、抢救程序，重视平时训练，以提高抢救成功率。

4. 加强急诊文件管理　急诊应有完整的病历，记录患儿就诊时间、诊治过程等。对口头医嘱须当面复述并确保无误后执行（执行时须经他人核对），待抢救过后再督促补记，这样既使抢救工作保持连续性，也为进一步治疗、护理提供依据，便于追踪分析、总结。

三、儿童病房的设置及护理管理

（一）儿童病房的设置

病房一般根据儿童的年龄、病种和身心特点合理安排，一般病区以收治 30～40 名患儿为宜。

1. 病室　大病室设病床 4～6 张，小病室设病床 1～2 张。每张床位占地至少 $2m^2$，床间距、床与窗台相距各为 1m。病室之间采用玻璃隔墙，便于医护人员观察患儿及患儿间彼此交流。病室内应设有洗手设备及夜间照明装置，病床应有床栏，两侧可上下拉动，窗外应设护栏。

2. 重症监护室　室内设有各种抢救设备和监护仪器，用于抢救和观察病情危重患儿，待患儿病情稳定后转入普通病室。

3. 护士站及医护人员办公室　应设在病区中部，靠近危重病室，以便随时观察患儿，发现病情变化，及时处理。

4. 治疗室　治疗室最好分为内、外两间。内间可进行换药及各种穿刺，有利于无菌操作，也减少其他患儿的恐惧；外间用于各种注射及输液的准备。治疗室内备有各种治疗所需的器械、设备和药品。

5. 配膳（奶）室　最好设在病房的入口处，便于营养师将备好的食品送入病房。内设配膳桌、消毒锅、配膳及配乳用具、冰箱、分发膳食的小车，由配膳员将膳食按医嘱分发到患儿床前。

6. 游戏室　可设在病房的一端，室内宜宽敞，阳光充足，地面采取木板或塑料等防滑材料，以免患儿跌倒受伤。布局应体现儿童身心发展的特征，备有适合各种不同年龄儿童的玩具、书籍、电视等。

7. 盥洗室、浴室、厕所　各种设备应适合各年龄段患儿使用，浴室要宽敞，便于儿童出入及护士协助患儿洗浴，厕所要有门，但不要加锁，以防发生意外。

（二）儿童病房的护理管理

1. 环境管理　病房环境要适合儿童心理、生理特点，可张贴或悬挂图画。新生儿与未成熟儿病室一定要有充足照明，以便观察；儿童病室夜间灯光应较暗，以免影响睡眠。

不同年龄患儿对环境温度有不同的要求，儿童的室温应保持在 18～20℃，新生儿室温应保持在 22～24℃，室内相对湿度应保持在 55%～65%。室内应设温、湿度计，根据需要随时观察调节。要注意保持病室空气流通和清洁，室内一律采用湿式清洁法。

2. 生活管理　患儿的饮食不仅要符合疾病治疗的需要，也要满足其生长发育的要求。对个别患儿特殊的饮食习惯，应与家长及营养室联系给予相应的调整。食具由医院供给，做到每次用餐后进行消毒。医院提供式样简单、柔软棉布的患儿衣裤，经常换洗，保持整洁。医护人员工作时尽量动作轻柔，以免引起患儿不安。根据患儿的年龄、疾病种类与病情，安排合理的作息时间，建立有规律的生活制度，帮助患儿消除或减轻因住院而出现的寂寞、焦虑心理。

3. 预防感染　儿童病房应有消毒隔离措施，要严格执行清洁、消毒、隔离、探视、哺乳及陪住等制度；不同病种患儿应尽量分室护理，同一病种患儿的急性期与恢复期也应尽量分开，患儿用过的物品经消毒处理后才能应用；医护人员应注意个人卫生，衣帽整洁，特别是护理患儿前、后均应洗手，有感冒者不宜护理新生儿及早产儿；积极开展健康教育，家长患感染性疾病时应暂禁探望。病房中发现传染病患儿应立即报告疫情、及时隔离或转院，并进行相应的消毒处理。

4. 安全管理　患儿防范意识差，病房内的设施、设备，包括日常护理的操作，都要考虑患儿的安全问题，防止烫伤、跌伤，防止误饮误服。每个病房门后粘贴紧急疏散图，发生紧急情况时根据病房所在方位按图中指示疏散。病房中的消防、照明器材应专人管理，安全出口要保持通畅。

5. 家属管理　为了防止交互感染，保持病室清洁、整齐，护士应向患儿家属介绍医院的探视制度。耐心解释患儿病情，讲解有关患儿疾病的基础知识及预防知识。

第二节　儿童用药护理

药物治疗是防治疾病综合措施中的一个重要组成部分。由于儿童解剖、生理特点随其年龄的增长而有差异，故对药物的反应亦不同。所以，儿童时期用药在药物选择、给药剂量、途径及间隔时间等方面均应综合考虑，尽力做到合理用药。

一、儿童药物的选择

1. 抗生素　儿童易患感染性疾病，临床常用抗生素控制感染，但应严格掌握适应证，正确选择药物的种类、剂量和疗程，并充分考虑它的毒副作用，如氯霉素可引起灰婴综合征及抑制骨髓造血功能，氨基糖苷类对听神经和肾脏的损害，长时间应用抗生素可造成菌群失调而引起真菌或耐药性细菌的感染等。

2. 退热药　发热是儿童疾病的常见症状，婴幼儿发热应采取多饮水及物理降温的措施，必要时可应用对乙酰氨基酚、布洛芬等，但剂量不可过大，时间不能过长。婴儿不宜使用阿司匹林，以免发生 Reye 综合征。

知识窗

Reye 综合征

Reye 综合征(瑞氏综合征)是一种严重的药物不良反应,死亡率高。本病是儿童在病毒感染(如流感、感冒或水痘)康复过程中发生的一种罕见疾病,服用水杨酸类药物(如阿司匹林)为主要病因。以广泛的线粒体受损为其病理基础。本病会影响身体的所有器官,但对肝脏和大脑带来的危害最大,如果不及时治疗,会很快导致肝肾衰竭、脑损伤,甚至死亡。

3. **镇静止惊药** 患儿在高热、烦躁、惊厥、剧咳等情况下,临床上常用苯巴比妥、地西泮、水合氯醛等,但应特别注意观察呼吸状况,以免患儿发生呼吸抑制。婴幼儿对阿片类药物如吗啡非常敏感,易造成呼吸中枢抑制,因此禁用阿片类药物。

4. **止咳平喘药** 婴幼儿呼吸道感染时分泌物多且不易咳出,故一般不用镇咳药,可应用祛痰药或雾化吸入稀释分泌物,并配合体位引流排痰;茶碱类药物可引起精神兴奋,导致新生儿或小婴儿惊厥,应慎用并于使用时密切观察病情。

5. **止泻药和泻药** 儿童腹泻不主张使用止泻药,以免因肠蠕动减少,增加肠道内毒素的吸收,使全身中毒症状加重。对便秘患儿可增加蔬菜饮食或应用开塞露等外用药通便。

6. **肾上腺糖皮质激素** 肾上腺糖皮质激素临床广泛应用,但应严格掌握使用指征、剂量、疗程,在诊断未明确时避免滥用,以免掩盖病情。用药不可随意减量或停药,防止出现反弹现象。较长时间使用,可影响蛋白质、脂肪、糖代谢,抑制骨骼生长,降低机体免疫力。此外,患水痘时用药可致病情加重,应禁止使用。

二、儿童药物剂量的计算

小儿用药剂量较成人更应计算准确,可按下列方法计算。

1. **按体重计算** 是目前临床上最常用、最基本的计算方法,其计算公式为:

每日(次)剂量=患儿体重(kg)×每日(次)每千克体重所需的药量。

患儿体重应以实际测量值为准,如按体重计算超过成人用量则以成人用量为上限。

2. **按体表面积计算** 按体表面积计算药物剂量较其他方法更为准确,但计算过程相对复杂。计算公式为:

每日(次)剂量=患儿体表面积(m^2)×每日(次)每平方米体表面积所需药量。

儿童体表面积的计算公式为:

$$<30kg\ 儿童体表面积(m^2)=体重(kg)×0.035+0.1$$
$$>30kg\ 儿童体表面积(m^2)=[体重(kg)-30]×0.02+1.05$$

3. **按年龄计算** 方法简单易行,用于剂量幅度大、不需十分精确的药物,如糖浆、营养类药物等。

4. **按成人剂量折算** 仅用于未提供儿童剂量的药物,所得剂量一般偏小,故不常用。

$$儿童剂量=成人剂量×儿童体重(kg)/50$$

三、儿童给药方法

（一）口服法

口服法是临床普遍使用的给药方法,其特点是使用方便,对患儿的身心不良影响较小,故只要条件许可应尽量使用。对较大患儿应鼓励其自己吃药,并指导患儿将药片放于舌中后部,然后用温开水送服。婴儿多选用水剂、冲剂、滴剂或干糖浆制剂,或将药片压碎加水溶化后再喂服。注意观察服药后的反应,若药物吐出应立即处理,并使之安静,必要时酌情补充给药。任何药物不得与食物或乳汁混合喂服,以免影响药物吸收或者引起拒食,造成喂养困难。

（二）注射法

注射法多用于急、重症患儿或不宜口服药物的患儿。主要采用肌内注射、静脉推注和静脉滴注。其特点是起效快,但易造成患儿恐惧,故使用前应对患儿做适当的解释,注射中给予鼓励。肌内注射一般选择臀大肌外上方,对不合作、哭闹挣扎的婴幼儿,可采取"三快"的注射技术,即进针快、注药快、拔针快,以缩短时间,防止发生意外。静脉推注多在抢救时使用,在推注过程中速度要慢,避免药液外渗。静脉滴注在临床上应用广泛,不仅用于静脉给药,而且还用于补充水分及各种营养、热量等,应用时要注意保持静脉的通畅,根据病情需要调整滴速。

（三）外用药

外用药有水剂、粉剂、膏剂、混悬剂等。应用时可根据用药部位的不同,对患儿进行适当的约束,以免因患儿抓、摸使药物误入眼、口而发生意外。

（四）其他

雾化吸入主要用于呼吸系统疾病的患儿,灌肠给药应用较少,含剂、漱剂主要用于年长儿。

第三节　儿童体液平衡特点及液体疗法

 工作情景与任务

导入情景:

儿科病房护士小李,夜间巡视病房时发现12床赵姓小朋友精神萎靡,意识模糊,面色苍白,哭时无泪,皮肤弹性极差,脉细弱,四肢厥冷。该患儿入院1天,诊断为"腹泻病、重度脱水"。

工作任务:

1. 明确常用溶液的组成、配制。
2. 协助医生实施液体疗法。
3. 密切观察病情变化。

体液是人体的重要组成部分,保持体液平衡是维持生命的重要条件。正常情况下,体液的动态平衡依赖于神经、内分泌系统,特别是肾脏、肺等器官的正常调节功能。儿童时期各器官系统处于发育阶段,功能尚未成熟,较易发生体液平衡紊乱,因此,液体疗法是儿科治疗中的重要内容。

一、儿童体液平衡的特点

(一)体液总量及分布

体液由血浆、间质液、细胞内液三部分组成,前两者合称为细胞外液。细胞内液和血浆液量相对稳定,唯间质液量变化较大。年龄越小,体液总量相对越多,间质液量所占比例也越大(表3-1)。儿童急性失水时,由于细胞外液首先丢失,脱水症状可在短期内立即出现。

表 3-1　不同年龄儿童的体液分布(占体重的%)

年龄	细胞内液	细胞外液		体液总量
		血浆	间质液	
足月新生儿	35	6	37	78
1 岁	40	5	25	70
2 ~ 14 岁	40	5	20	65
成人	40 ~ 45	5	10 ~ 15	55 ~ 60

(二)体液的电解质组成

细胞内液和细胞外液的电解质组成有显著差别。细胞外液的电解质成分可通过血浆精确地测定,细胞外液的阳离主要子是 Na^+,阴离子主要是 Cl^- 及 HCO_3^-。细胞内液电解质以 K^+ 为主要阳离子,阴离子以 HPO_4^{2-} 及蛋白质为主,它们对维持细胞内、外液的渗透压起着重要作用。

(三)水代谢的特点

由于生长发育和新陈代谢的需要,年龄越小,需水量相对越多。正常婴儿水的交换率快,为成人的 3 ~ 4 倍,即婴儿每日体内外水的交换量约等于细胞外液的 1/2,而成人仅为 1/7。小婴儿尤其是新生儿,体表面积大、呼吸频率快、环境温度高,不显性失水量较多;因此婴儿对缺水的耐受力差,容易发生脱水。

(四)体液调节的特点

儿童时期肾功能发育尚不成熟,肾小球滤过率低,肾小管浓缩、稀释功能不足,处理水、钠的能力不完善,年龄越小,肾排钠、排酸、产氨能力越差,故容易发生水、电解质和酸碱平衡紊乱。

二、常用液体种类、成分及配制

(一)非电解质溶液

常用5%和10%的葡萄糖溶液,5%葡萄糖溶液为等渗溶液,10%葡萄糖溶液为高渗溶液。葡萄糖溶液输入体内被迅速氧化代谢为水和二氧化碳,同时提供能量或转变为糖原储存,失去其渗透压作用,因此在输液时被视为无张力溶液,主要用于补充水分和提供部分热量。

(二)电解质溶液

主要用于补充体液及所需的电解质,纠正体液的低渗状态和酸碱平衡失调。

1. 0.9%氯化钠溶液（即生理盐水） 0.9%氯化钠溶液含 Na^+ 和 Cl^- 各为154mmol/L，与血浆离子渗透压相似故为等渗液，但氯的含量比血浆高（血浆中 Cl^- 为103mmol/L），若大量或长期应用，可造成高氯性酸中毒。

2. 复方氯化钠溶液（如林格溶液） 组成为0.86%的氯化钠、0.03%的氯化钾与0.03%的氯化钙，亦为一种等渗溶液，其作用及特点与0.9%的氯化钠溶液基本相同，但可避免输液时发生低血钾或低血钙。缺点仍是含氯太高，不宜大量使用。

3. 碱性溶液 常用于纠正酸中毒。

（1）碳酸氢钠溶液：市售成品5%碳酸氢钠溶液为高渗溶液，可加入5%或10%葡萄糖溶液稀释3.5倍，即配成1.4%碳酸氢钠等渗溶液。在紧急抢救严重酸中毒时，可直接输入5%碳酸氢钠溶液，但不宜多用，以免引起细胞外液的高渗状态。

（2）乳酸钠溶液：市售成品为11.2%，加入5%或10%葡萄糖溶液稀释6倍后即为1.87%乳酸钠等渗溶液。乳酸钠需要在有氧环境中，经肝脏代谢分解产生 HCO_3^- 而发挥作用，显效较缓慢。因此，有肝功能不足、新生儿期、缺氧、休克及乳酸性中毒时，不宜选用。

4. 氯化钾溶液 可用于纠正低钾血症，常用制剂为10%溶液，静脉输入时配成0.2%～0.3%的浓度，应注意肾功能和排尿情况。不可直接静脉推注，否则可引起心肌抑制，心搏骤停。

（三）混合溶液

将各种溶液按不同比例配制成混合溶液，可减少或避免单一溶液的缺点，更适合于不同液体疗法的需要。常用混合溶液见表3-2。

表3-2 常用混合溶液

溶液种类	0.9%氯化钠溶液（份）	5%或10%葡萄糖溶液（份）	1.4%碳酸氢钠溶液（份）	张力	用 途
1:1液	1	1	—	1/2	轻、中度等渗性脱水
1:2液	1	2	—	1/3	高渗性脱水
1:4液	1	4	—	1/5	高渗性脱水
2:1液	2	—	1	1	重度或低渗性脱水
2:3:1液	2	3	1	1/2	轻、中度等渗性脱水
4:3:2液	4	3	2	2/3	中度或低渗性脱水

（四）口服补液盐（oral rehydration salts，ORS）

是世界卫生组织推荐使用的一种溶液，临床用于急性腹泻伴轻度或中度脱水的补液。目前有多种ORS配方，2002年WHO推荐使用的新配方是氯化钠2.6g、枸橼酸钠2.9g、氯化钾1.5g、葡萄糖13.5g，临用前以温开水1000ml溶解。总渗透压为245mmol/L。

三、液体疗法

（一）儿童液体疗法的基本方法

液体疗法的目的在于通过补充不同种类的液体来纠正脱水、电解质和酸碱平衡紊乱，以恢复机体的生理功能。在补液的实施过程中需做到三定（定量、定性、定速），三先（先快后慢、先浓后淡、先盐后糖）及两补（见尿补钾、防惊补钙）。

1. 口服补液 口服补液盐（ORS）可用于腹泻时预防脱水及纠正轻、中度脱水，无呕吐的患儿。轻度脱水口服补液量为 50～80ml/kg，中度脱水 80～100ml/kg，于 8～12 小时内将累计损失量补足。新生儿和有明显呕吐、腹胀、休克、严重并发症的患儿不宜采用口服补液。

2. 静脉补液 适用于中度以上脱水、吐泻严重或腹胀的患儿。

（1）定量：包括累积损失量、继续损失量、生理需要量。

1）累积损失量：可根据脱水的程度判定补液量，轻度脱水为 30～50ml/kg、中度脱水为 50～100ml/kg、重度脱水为 100～120ml/kg。

2）继续损失量：应根据临床症状，实际损失量来估计，如腹泻、呕吐、发热、出汗等，一般每日损失 10～30ml/kg。

3）生理需要量：主要是维持基础代谢所需要的水分，应评估儿童每日的摄入量来加以补充，在禁食水情况下为 60～80ml/kg。

综合上述三方面，第 1 天的补液总量约为：轻度脱水 90～120ml/kg、中度脱水 120～150ml/kg、重度脱水 150～180ml/kg。第 2 天及以后的补液需根据病情轻重估计情况来决定，一般只需补充继续损失量和生理需要量。

（2）定性：主要是指补充水和电解质的比例。

1）累积损失量：可根据脱水的性质，低渗性脱水应补充 2/3 张液；等渗性脱水应补充 1/2 张液；高渗性脱水应补充 1/3～1/5 张液。

2）继续损失量：应视病情，根据继续损失的情况可补充 1/2～1/3 张液。

3）生理需要量：可给予 1/3～1/5 张液。

（3）定速：补液速度取决于脱水程度，原则上应先快后慢。对伴有明显周围循环障碍的重度脱水患儿，开始应快速输入等渗含钠液（2∶1 液），按 20ml/kg（总量不超过 300ml）于 30 分钟至 1 小时内静脉输入。其余累积损失量在 8～12 小时内完成，每小时 8～10ml/kg。继续损失量和生理需要量于 12～16 小时内补完，约每小时 5ml/kg。

（4）纠正酸中毒：轻、中度酸中毒因输入的液体中已含有一部分碱性液，输液后循环和肾功能得到改善，酸中毒即可纠正。重度酸中毒患儿，如无条件检测血浆二氧化碳结合力可根据 5% 碳酸氢钠 1ml/kg，约可提高血浆二氧化碳结合力 1mmol/L，先用 5% 碳酸氢钠 5ml/kg；已测得患儿血浆二氧化碳结合力者可根据公式计算出总量，先用半量，然后再根据病情酌用。

$$（18-病儿 CO_2CPmmol/L）×体重（kg）×1.0 = 5\% 碳酸氢钠溶液 ml 数$$

（5）纠正低钾血症：补钾应在有尿的情况下进行。常按氯化钾每日 200～300mg/kg，即 10% 氯化钾每日 2～3ml/kg 给予，重度低钾血症则 10% 氯化钾每日 3～4ml/kg。速度不能过快，输入时间每天不应小于 6 小时；浓度不应超过 0.3%；纠正低钾血症，一般要持续 4～6 天，严重病例适当延长。

（6）纠正低钙血症、低镁血症：出现低钙症状时可用 10% 葡萄糖酸钙 5～10ml 加 5% 或 10% 葡萄糖 20～30ml 稀释后，缓慢静脉推注或静脉滴注，要避免药液外渗；低镁血症时用 25% 硫酸镁，按每次 0.1～0.2ml/kg，深部肌内注射，每日 2～3 次，症状消失后停用。

（二）液体疗法的注意事项

1. 静脉输液前，要全面了解患儿的病情，进行定量、定性、定速，制订输液方案，熟悉所输液体的组成、配制、性质、用途及配伍禁忌，按医嘱分批输入液体。

2. 静脉输液中,应严格掌握输液速度,随时检查输液是否通畅、针头有无滑脱、局部有无红肿及液体外渗、有无输液反应等情况。应警惕输液量过多或输液速度过快而发生肺水肿、心力衰竭。如补液合理,一般于补液后 3 ~ 4 小时应该排尿,此时说明血容量恢复;补液后 24 小时皮肤弹性恢复,眼窝凹陷消失,口舌湿润,饮水正常,无口渴,表明脱水已经纠正。补液后眼睑出现水肿,可能是输入钠盐过多;补液后尿多而脱水未纠正,则可能是葡萄糖溶液补充过多。另外还需观察有无酸中毒、低血钾症、低血钙症、低血镁症的情况。

3. 静脉输液后,计算并记录 24 小时液体出入量。24 小时液体入量包括静脉输液量、口服液体量及食物中含水量,液体出量包括尿量、呕吐量、大便量和不显性失水。

第四节　儿科常用护理技术

一、儿童床使用法

（一）目的
保持病室内清洁、整齐,准备舒适的床位。

（二）用物准备
儿童床、床垫、床褥、床套、毛毯或棉被、被套、枕芯、枕套、床单、橡皮中单或一次性中单、床头柜、床旁椅。

（三）操作方法
1. 儿童床四周要有栏杆,栏杆的高度为 45 ~ 50cm,杆与杆之间的距离为 7cm,两侧床栏杆都能上下拉动。

2. 将用品按铺床的顺序放在床旁椅上,移开床旁桌,将近侧床栏杆拉下,翻转床垫,套上褥套,将床褥上移与床头齐。

3. 依次铺上大单、橡皮中单,上下两端角部折成方角,沿床边部分塞于褥下,将毛毯或棉被套入被套中,被头铺在距床头 15cm 处,下垂部分沿床边向里折叠,床尾部分塞于褥下,拉上床栏杆,至床对侧,依上述顺序铺床,拉上床栏杆,套好枕套,放在床头。

4. 移回床旁桌,整理好用物,铺床完毕。

（四）注意事项
铺儿童床时,动作应轻柔、快速,避免患儿等待时间久而受凉。患儿进食或治疗时暂停操作。

二、臀红护理法

臀红是婴儿臀部皮肤长期受尿液、粪便以及漂洗不净的湿尿布刺激、摩擦或局部湿热(如用塑料膜、橡皮布等),引起的皮肤潮红、溃破、糜烂及表皮剥脱,故又称尿布皮炎。臀红多发生于臀部、会阴及外生殖器。临床根据皮肤受损的程度,分为轻度(表皮潮红)和重度,重度又分为 3 度,即重 I 度(局部皮肤潮红,伴有皮疹)、重 II 度(除以上表现外,尚有皮肤溃破、脱皮)、重 III 度(局部大片糜烂或表皮剥脱,可继发细菌或真菌感染)。

（一）目的
减轻患儿疼痛,促进受损皮肤康复。

（二）用物准备

尿布、面盆内盛满温开水、小毛巾、尿布桶、棉签、药物（0.02%高锰酸钾液、紫草油、3%～5%鞣酸软膏、氧化锌软膏、康复新溶液、硝酸咪康唑霜等）、弯盘、红外线灯或鹅颈灯。

（三）操作方法

1. 按操作顺序将用物放于治疗车上，推至床旁。

2. 轻轻掀开患儿下半身被褥，解开污湿尿布，若有大便，用温水将臀部洗干净，并用小毛巾吸干水分。用清洁尿布垫于臀下，使臀部暴露于空气或阳光下10～20分钟。

3. 臀红严重者，可用红外线灯或鹅颈灯照射臀部，灯泡功率25～40W，灯泡距臀部患处35～45cm，每次照射15～20分钟。每日2～3次。

4. 根据臀部皮肤受损程度选择油类或药膏，将蘸有油类或药膏的棉签贴在皮肤上轻轻滚动，均匀涂药，用后的棉签放入弯盘内。轻度臀红涂紫草油或鞣酸软膏；重Ⅰ、Ⅱ度臀红，涂鱼肝油软膏；重Ⅲ度臀红，涂鱼肝油软膏或康复新溶液，每日3～4次。继发细菌感染或真菌感染时，可用0.02%高锰酸钾溶液冲洗、吸干，然后涂红霉素软膏或硝酸咪康唑霜，每日2次，用至局部感染控制。

5. 给患儿更换尿布，拉平衣服、盖好被褥。整理用物，记录、洗手。

（四）注意事项

1. 暴露时应注意保暖，避免受凉，一般每日2～3次；照射时应有护士守护患儿，避免烫伤。

2. 重度臀红者所用尿布应煮沸、消毒液浸泡或阳光下暴晒以消灭细菌。

三、约束法

（一）目的

限制患儿活动，以利诊疗和护理操作；还可保护高热、躁动及危重、意识不清的患儿，防止发生意外。

（二）用物准备

大毛巾或床单、约束带（图3-1）、衬有棉垫的小夹板、2.5kg重沙袋（用便于消毒的橡皮布缝制）、布套、绷带或胶布。

（三）操作方法

1. 全身约束法　将大毛巾（或床单）折成患儿由肩至脚跟部的宽度。放患儿于大毛巾中间，将大毛巾一边紧裹患儿一侧上肢、躯干和下肢，经胸、腹部至对侧腋窝处，再将大毛巾整齐地压于患儿身下；大毛巾另一边紧裹患儿另侧手臂，经胸压于背下（图3-2），如患儿活动

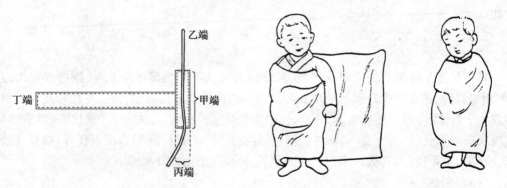

图3-1　约束带　　　　　　　　　　　　图3-2　全身约束法

剧烈,可用布带围绕双臂打活结系好。

2. 手或足约束法

（1）约束带法:置患儿手或足于约束带甲端中间,将乙丙两端绕手腕或踝部对折后系好,松紧度以手或足不易脱出且不影响血液循环为宜。将丁端系于床缘上。

（2）夹板法:用于四肢静脉输液时约束腕关节或踝关节。在输液的肢体下放置一长度超过关节处并衬有棉垫的小夹板,用绷带或胶布固定。

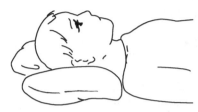

（3）手套法:戴并指手套,避免指甲抓伤皮肤或伤口。

3. 沙袋约束法 根据需约束固定的部位的不同,决定沙袋的摆放位置。需固定头部、防止其转动时,用两个沙袋呈"人"字形摆放在头部两侧（图

图 3-3 沙袋约束法

3-3）;需保暖、防止患儿将被子踢开,可将两个沙袋分别放在患儿两肩旁,压在棉被上;需侧卧、避免其翻身时,将沙袋放于患儿背后。

（四）注意事项

1. 结扎或包裹松紧适宜（一般以能伸入 1~2 指为宜）,避免过紧损伤患儿皮肤、影响血液循环,而过松则失去约束的意义。

2. 约束期间,随时注意观察约束部位皮肤颜色、温度,掌握血液循环情况。若发现肢体苍白、麻木、冰冷时,应立即放松约束带;每 2 小时解开、放松一次,并协助患儿翻身,必要时进行局部按摩,以促进血液循环。

3. 保持患儿姿势舒适,定时给予短时的姿势改变,减少疲劳。

四、温箱使用法

（一）目的

温箱可以为出生体重低于 2kg 者及异常新生儿提供一个温、湿度适宜的环境、以保持患儿体温恒定。

（二）用物准备

婴儿温箱（图 3-4）,铺好箱内婴儿床。

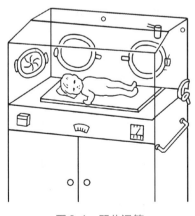

图 3-4 婴儿温箱

（三）操作步骤

1. 温箱的准备 检查温箱的性能,清洁、消毒温箱。将蒸馏水加入温箱水槽中至水位示线,并加蒸馏水于湿化器水槽中。

2. 预热 接通电源,打开电源开关将预热温度调至 28~32℃,预热约 2 小时温度能升到所需温度。

3. 调节温、湿度 根据患儿体重及出生日龄调节适中温度（表 3-3）。箱内相对湿度应维持在 55%~65%。

4. 患儿入温箱 患儿穿单衣或裹尿布后放置于温箱内,若保温效果不好,可加盖被,但勿堵住气孔。记录箱内的温湿度。

表 3-3 不同出生体重早产儿温箱温湿度参数

出生体重 (g)	适中温度				相对湿度
	35℃	34℃	33℃	32℃	
1000	出生10天内	10天以后	3周后	5周后	
1500	—	初生10天以内	10天以后	4周后	55%～65%
2000		初生2天以内	2天后	3周后	
2500		—	初生2天内	2天后	

（四）出箱条件

①患儿体重达 2000g 或以上，体温正常；②在不加热的温箱内，室温维持在 24～26℃ 时，患儿能保持正常体温；③患儿在温箱内生活了 1 个月以上，体重虽不到 2000g，但一般情况良好。

（五）注意事项

1. 定时测量体温　根据体温调节箱温，并做好记录。

2. 保持箱内温度稳定　一切护理操作应尽量在箱内进行，尽量少打开箱门，以免箱内温度波动，若确因需要暂时出温箱治疗检查，也应注意在保暖措施下进行，避免患儿受凉。

3. 防止交互感染　工作人员入箱操作、检查、接触患儿前，必须洗手，防止交互感染。

4. 保持温箱清洁　使用期间每天用消毒液擦拭温箱内、外，然后用清水再擦拭一遍；每周更换温箱 1 次；用过的温箱除用消毒液擦拭外，再用紫外线照射；定期进行细菌培养，以检查清洁消毒的质量，如培养出致病菌应将温箱搬出病房彻底消毒，防止交互感染；湿化器水箱用水每天更换 1 次，以免细菌滋生。

五、光照疗法

（一）目的

光照疗法常用于新生儿高胆红素血症的辅助治疗，血液中的未结合胆红素经蓝光照射转变为水溶性异构体，易由胆汁、尿液排出体外。

（二）用物准备

光疗箱（一般采用波长 425～475nm 的蓝光最为有效，也可用绿光、日光灯或太阳光照射，光亮度以单面光 160W，双面光为 320W 为宜。图 3-5）、护眼罩（不透光黑布或黑纸）、工作人员墨镜、尿布等。

（三）操作方法

1. 蓝光箱的准备　清洁蓝光箱，特别注意清除灯管及反射板的灰尘；箱内湿化器水箱内加水至 2/3 满。接通电源，检查灯管亮度，并使箱温升至患儿适中体温（30～32℃），相对湿度达 55%～65%。调节上、下灯管使灯管与患儿皮肤的距离为 33～50cm。

2. 患儿准备　入箱前患儿清洁皮肤，禁忌在皮肤上涂粉和油类；剪短指甲，防止抓破皮肤。测

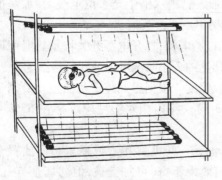

图 3-5　蓝光箱

量患儿体温,必要时测体重,取血检测血清胆红素水平。将患儿全身裸露,用尿布遮盖会阴部,男婴注意保护阴囊。佩戴护眼罩,抱入已预热好的蓝光箱中,记录入箱时间。光疗时间遵医嘱。

3. 出箱准备　血清胆红素<171μmol/L(10mg/dl)时可停止光疗。出箱前,先将患儿衣服预热,再给患儿穿好,切断电源,除去护眼罩,抱回病床,并做好各项记录。

(四) 注意事项

1. 灯管使用1000小时必须更换。

2. 若使用单面光疗箱一般每2小时变换体位一次。

3. 监测体温和箱温,光疗时应每小时测体温1次或根据病情、体温情况随时测量,使体温保持在36～37℃,并根据体温调节温箱。

4. 光照时易出现轻度腹泻,排深绿色稀便,泡沫多,小便深黄色,一过性皮疹等副作用,可随病情好转而消失。

5. 工作人员对患儿进行各种操作时应戴墨镜,并严格进行交接班。及时清除患儿的呕吐物、大小便。

6. 光疗结束后,做好整机的清洗、消毒工作。

 边学边练

实践2　儿科常用护理技术操作

(高峰泉)

 思考题

患儿,男,5个月,呕吐,腹泻2天,每天10余次,蛋花汤样便,量多,尿少,前囟明显凹陷,精神萎靡,呼吸深快,口唇樱桃红。出现腹泻伴中度脱水、代谢性酸中毒。

问题:

(1) 计算第一天补液量。

(2) 若患儿出现无泪,皮肤弹性差,四肢冷,脉搏细弱,护士应如何协助医生给予紧急治疗?

(3) 上述患儿因未及时更换尿布,出现臀部皮肤潮红,伴有皮疹、脱皮。请判断该患儿发生了何种情况?如何护理?

第四章　新生儿疾病的护理

学习目标

1. 具有高度的责任心和耐心,体谅患病新生儿家长的心情,严肃认真的工作态度,动作轻柔谨慎,体现对新生儿的关心和爱护。
2. 掌握新生儿常见疾病的护理评估、常见护理诊断/问题及护理措施。
3. 学会运用护理程序为患病新生儿实施整体护理。

第一节　新生儿缺氧缺血性脑病

工作情景与任务

导入情景:

　　病房护士小张夜班巡视病房,发现一出生2天的新生儿反应迟钝、肌张力减低,肢体自主活动减少,经了解该新生儿出生时有窒息史。诊断为"新生儿缺氧缺血性脑病"。

工作任务:

1. 监护患病新生儿。
2. 亚低温治疗的护理。

　　新生儿缺氧缺血性脑病(hypoxic-ischemic encephalopathy,HIE)是由于各种围生期因素引起的缺氧和脑血流减少或暂停而导致胎儿和新生儿的脑损伤,是新生儿窒息后的严重并发症。病情重,病死率高,少数幸存者可产生永久性神经功能障碍,如智力低下、癫痫、脑性瘫痪等。

　　引起新生儿缺氧缺血性脑病的因素很多:①围生期窒息;②反复呼吸暂停;③严重呼吸系统疾病,如肺透明膜病、胎粪吸入综合征等;④心跳暂停或严重的心动过缓;⑤重度心力衰竭或周围循环衰竭等。其中围生期窒息是最主要的病因。

　　【护理评估】

　　（一）健康史

　　胎儿出生时有无产程过长、羊水污染及新生儿的复苏过程。胎儿在母体内有无胎动加快、胎心率增加的病史。出生后有无心、肺、脑等严重疾病。

　　（二）身体状况

　　主要表现为意识改变及肌张力变化,严重者可伴有脑干功能障碍。临床根据病情不同可分为轻、中、重三度。

1. 轻度 主要表现为过度兴奋、激惹,肢体及下颏可出现颤动,肌张力基本正常,原始反射增强或正常,无惊厥。上述症状在24小时内最明显,3~5天后逐渐减轻或消失,预后良好。脑电图正常,影像诊断可无异常。

2. 中度 表现嗜睡、反应迟钝、肌张力减低、肢体自发动作减少、原始反射减弱,可出现惊厥,24~72小时症状最明显,病情恶化者嗜睡程度加深甚至昏迷,反复抽搐,可留有后遗症。脑电图检查可见癫痫样波或电压改变,影像诊断常发现异常。

3. 重度 意识不清,常处于昏迷状态,肌张力消失,肢体自发动作消失,惊厥频繁,反复呼吸暂停,前囟张力高,吸吮反射、拥抱反射消失,瞳孔不等大或瞳孔放大,对光反应差,心率减慢。脑电图及影像诊断明显异常。死亡率高,幸存者多数留有脑瘫、共济失调、智力障碍和癫痫等神经系统后遗症。

（三）心理-社会状况

评估家长对本病的病因、临床表现、治疗及预后等知识的认知程度,重症患儿的家长是否因患儿可能出现严重神经系统后遗症而表现出焦虑、悲伤、沮丧等。家长是否愿意配合各种治疗及护理措施,有无战胜疾病的信心。了解家庭经济状况及家庭成员是否互相支持。

（四）辅助检查

B超、CT和MRI等检查可帮助确定病变的部位、范围及有无颅内出血等情况。脑电图可显示低电压、等电位等改变。

（五）治疗要点

1. 支持疗法 供氧,改善通气功能,纠正酸中毒,纠正低血糖,纠正低血压,控制输液量于生理需要量为宜。

2. 控制惊厥 首选苯巴比妥,负荷量20mg/kg,15~30分钟静脉滴入,若不能控制惊厥,1小时后可加用10mg/kg,12~24小时后给每日维持量3~5mg/kg。顽固性抽搐可加用地西泮,剂量为0.1~0.3mg/kg,静脉滴注,两药合用时应注意抑制呼吸的可能性。

3. 脑水肿的治疗 出现颅内高压症状可先用呋塞米0.5~1mg/kg,静脉推注;也可用甘露醇,每次0.25~0.5g/kg,静脉注射,每6~12小时1次。

4. 亚低温治疗 采用人工诱导方法将体温下降2~4℃,减少脑组织的基础代谢,保护神经细胞。应于发病6小时内治疗,持续48~72小时。目前亚低温治疗新生儿缺氧缺血性脑病,仅适用于足月儿,对早产儿尚不宜采用。

【常见护理诊断/问题】

1. 低效性呼吸型态 与缺氧缺血致呼吸中枢损害有关。

2. 潜在并发症:颅内压增高、呼吸衰竭。

3. 有失用性综合征的危险 与缺氧缺血导致的后遗症有关。

【护理措施】

（一）改善缺氧状态

1. 及时清除呼吸道分泌物,保持呼吸道通畅。选择合适的给氧方式,根据患儿缺氧情况,可给予鼻导管吸氧或头罩吸氧,如缺氧严重,可考虑气管插管及机械辅助通气。

2. 密切监护患儿的神志、呼吸、心率、血压、血气等。注意有无呼吸暂停,一旦发生呼吸暂停,可给予适当刺激以恢复正常呼吸,如弹足底、托背或轻轻摇动身体等。无效时用复苏囊面罩加压给氧。

(二) 观察病情防止并发症

1. 保持患儿安静,尽量减少刺激,抽搐时遵医嘱给予镇静剂。

2. 遵医嘱给予脱水剂,如呋塞米、20% 甘露醇静脉快速滴注。应用时避免外渗。

3. 密切观察神志、反应、前囟、抽搐、双侧瞳孔大小及肢体活动情况,监测呼吸、心率的变化,发现异常及时报告医生,协助医生急救处理。

(三) 亚低温治疗的护理

1. 降温 亚低温治疗时采用循环水冷却法进行选择性头部降温,起始水温保持在 10 ~ 15℃,直至体温降至 35.5℃时开启保暖,头部采用覆盖铝箔的塑料板反射热量。脑温下降至 34℃时间应控制在 30 ~ 90 分钟,否则将影响效果。

2. 维持 亚低温治疗是使头颅温度维持在 34 ~ 35℃,由于头部的降温,体温亦会相应地下降,易引起新生儿硬肿症的发生,因此亚低温治疗的同时必须注意保暖,可给予远红外线或热水袋保暖。保暖的同时要保证亚低温的温度要求。给予患儿持续的肛温检测,维持体温在 35.5℃左右。

3. 复温 亚低温治疗结束后,必须给予复温。复温宜缓慢,时间>5 小时,保证体温上升速度不高于每小时 0.5℃,避免快速复温引起的低血压,因此复温过程中监测体温。体温恢复正常后,须每 4 小时测体温 1 次。

4. 监测 在进行亚低温治疗的过程中,给予持续的动态心电监护,监测肛温、呼吸、血压、心率、SpO$_2$,同时观察患儿的面色、反应、末梢循环情况,记录 24 小时液体出入量,发现异常及时联系医生。

(四) 健康指导

向患儿家长耐心细致地解答病情,以取得理解。对疑有功能障碍者,将其肢体固定于功能位,指导家长早期给予患儿动作训练和感知刺激的干预措施,促进脑功能的恢复。

第二节 新生儿颅内出血

 工作情景与任务

导入情景:

产科护士小王发现一名出生不久的早产儿表情淡漠,哭声尖叫,呼吸不规则,眼球凝视,前囟隆起。护士立即通知医生。初步诊断为"新生儿颅内出血"。

工作任务:

1. 安置患儿体位。

2. 采取护理措施减低颅内压。

新生儿颅内出血(intracranial hemorrhage of the newborn)是新生儿时期常见的一种脑损伤,主要由缺氧或产伤引起。缺氧引起者早产儿多见,产伤引起者足月儿多见。本病是新生儿早期的重要疾病,死亡率高。

【护理评估】

（一）健康史

评估产前、产时、产后母亲及胎儿或新生儿的健康状况。产前有无宫内缺氧史,如母亲有无心力衰竭、妊娠高血压综合征、胎盘早期剥离,胎儿有无脐带绕颈或脱垂;分娩时有无急产、臀位产、高位产钳助产或负压吸引助产等;出生后是否输入高渗液体,有无机械通气等。

（二）身体状况

颅内出血的症状和体征与出血部位及出血量有关,轻者可无症状,大量出血者可在短期内死亡。常见症状和体征有:①意识改变:易激惹、过度兴奋或淡漠、嗜睡、昏迷等;②呼吸改变:增快或减慢,不规则或暂停;③颅内压增高:脑性尖叫、惊厥、角弓反张、血压增高、囟门隆起等;④眼部表现:双眼凝视、斜视、眼震颤;⑤瞳孔:不对称,对光反应差;⑥肌张力:早期增高,以后减低或消失;⑦其他:黄疸和贫血等。

（三）心理-社会状况

评估家长对本病的认知程度,有无焦虑、恐惧。若病情严重或可能遗留神经系统后遗症,家长是否表现茫然、失望,甚至有遗弃孩子的想法。评估家庭经济状况及家庭成员的亲密关系。

（四）辅助检查

头颅超声和CT、MRI可确定出血部位和范围,脑脊液检查对脑室内出血和蛛网膜下腔出血的诊断有帮助。

（五）治疗要点

1. 镇静、止痉　选用苯巴比妥、地西泮等。

2. 降低颅内压　有颅内高压者可选用呋塞米。如有瞳孔不等大、呼吸节律不整、叹息样呼吸等,用小剂量甘露醇。

3. 止血　可使用维生素 K_1、酚磺乙胺（止血敏）、卡巴克洛（安络血）和巴曲酶（血凝酶、立止血）等。

4. 应用脑代谢激活剂　出血停止后,可给予胞磷胆碱（胞二磷胆碱）、脑活素静脉滴注,10～14天为一疗程。恢复期可给吡拉西坦（脑复康）。

5. 治疗并发症　足月儿有症状的硬脑膜下出血,可用腰穿针从前囟边缘进针吸出积血。脑积水早期有症状者可行侧脑室穿刺引流,进行性加重者行脑室-腹腔分流。

【常见护理诊断/问题】

1. 潜在并发症:颅内压增高。

2. 低效性呼吸型态　与呼吸中枢受损有关。

3. 焦虑（家长）　与病情严重、预后不良有关。

【护理措施】

（一）密切观察病情,协助降低颅内压

1. 严密观察病情　注意生命体征、意识状态、肌张力、瞳孔对光反射和各种神经反射等。注意前囟是否紧张、隆起,有无惊厥等,定期测量头围,及时记录阳性体征并与医生取得联系。

2. 保持绝对静卧,抬高头部,减少噪声,一切必要的治疗和护理操作要轻、稳、准,尽量减少对患儿的移动和刺激。静脉穿刺最好选用留置针,减少反复穿刺。

（二）维持呼吸

及时有效清除呼吸道分泌物,避免外界因素如乳瓶、被子遮盖等引起窒息。呼吸困难者给氧,注意用氧方式和浓度。呼吸暂停过于频繁者应采用人工呼吸机,并根据医嘱使用呼吸兴奋剂,病情好转及时停止用氧。

（三）减轻焦虑

鼓励家长提问,及时向家长解释患儿的病情、预期病程、治疗效果和预后,给予理解、安慰和支持,减轻他们的心理压力和焦虑程度,增强家庭的应对能力。

（四）健康指导

指导孕妇做好孕期保健,按要求定期进行产前检查,及时发现高危妊娠,预防早产、难产;提高助产技术,防治各种原因引起的缺氧和产伤;对早产、难产或出生时窒息的新生儿加强护理,并肌内注射维生素 K_1 预防。患儿如出现后遗症,鼓励并指导家长对患儿进行功能锻炼和智力开发。

第三节 新生儿黄疸

新生儿黄疸(neonatal jaundice)是新生儿期因胆红素在体内积聚引起的皮肤或其他器官的黄染现象。原因很多,分为生理性黄疸和病理性黄疸。生理性黄疸是由新生儿胆红素代谢特点所致;病理性黄疸病因复杂,严重者引起胆红素脑病(核黄疸)而造成永久性神经系统后遗症。本节重点介绍病理性黄疸。

【概述】

（一）新生儿胆红素代谢特点

1. 胆红素生成较多 胎儿氧分压低,红细胞代偿性增多,出生后血氧分压升高,过多的红细胞迅速破坏;新生儿红细胞寿命仅 70～100 天,比成人短 20～40 天,形成胆红素周期缩短;其他来源的胆红素生成增加。

2. 运转胆红素的能力不足 刚出生新生儿常有不同程度的酸中毒,影响血中胆红素与白蛋白的联结,早产儿白蛋白的数量较足月儿低,均使运送胆红素的能力不足。

3. 肝细胞处理胆红素能力差 肝细胞内 Y、Z 蛋白含量低,使肝对胆红素摄取不足;肝细胞内尿苷二磷酸葡萄糖醛酸基转移酶(UDPGT)的含量低且活力不足,形成结合胆红素的能力差;排泄结合胆红素的能力不足,易致胆汁淤积。

4. 肠肝循环增加 新生儿刚出生时肠道内菌群尚未建立,不能将肠道内的胆红素还原成粪胆原、尿胆原;肠腔内 β-葡萄糖醛酸酐酶活性较高,能将结合胆红素水解成葡萄糖醛酸及未结合胆红素,后者又被肠吸收经门静脉而达肝脏。

由于上述特点,新生儿极易出现黄疸,尤其当新生儿处于饥饿、缺氧、胎粪排出延迟、脱水、酸中毒、头颅血肿或颅内出血等状态时黄疸加重。

（二）引起病理性黄疸的常见疾病

1. 新生儿溶血病 因母、子血型不合引起的免疫性溶血。以 A、B、O 血型不合最常见(多见于母亲"O"型,婴儿"A"型或"B"型),其次为 Rh 血型系统(最严重)。生后 24 小时内出现黄疸,并进行性加重,伴不同程度的贫血及肝、脾肿大。

2. 新生儿肝炎 大多为胎儿在宫内病毒感染所致,以巨细胞病毒最常见,其他为乙型肝炎病毒、风疹病毒、单纯疱疹病毒等。生后 2～3 周出现黄疸,并且逐渐加重,伴有厌食、体

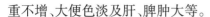

重不增、大便色淡及肝、脾肿大等。

3. 新生儿败血症 由于细菌毒素的作用加快红细胞破坏及损害肝细胞所致。表现为黄疸迅速加重或退而复现,伴全身中毒症状及感染灶。

4. 胆道闭锁 多数是由于宫内病毒感染所导致的生后进行性胆管炎、胆管纤维化和胆管闭锁。生后 1~3 周出现黄疸,进行性加重,皮肤呈黄绿色,大便呈灰白色,肝脏进行性增大、边缘光滑、质硬。

5. 母乳性黄疸 大约 1% 母乳喂养的婴儿可发生母乳性黄疸。目前认为是因为母乳内 β-葡萄糖醛酸酐酶活性过高,使胆红素在肠道内重吸收增加而引起黄疸。

6. 其他 遗传性疾病,如红细胞葡萄糖-6-磷酸脱氢酶(G-6-PD)缺陷症等;药物性黄疸,如维生素 K_3、毛花苷丙等所致;缺氧、低血糖、酸中毒等均可引起病理性黄疸。

【护理评估】

（一）健康史

评估母亲既往有无不明原因死胎、流产史,有无肝炎病史。询问新生儿出生后是否患有新生儿溶血病、新生儿败血症、先天性胆管阻塞、缺氧、酸中毒及低血糖等情况。评估母亲产前用药和新生儿用药情况。

（二）身体状况

1. 黄疸特点 ①黄疸在生后 24 小时内出现;②黄疸程度重,血清胆红素足月儿 >205.2μmol/L(12mg/dl),早产儿 >256.5μmol/L(15mg/dl),或每日上升超过 85μmol/L (5mg/dl);③黄疸持续时间长(足月儿>2 周,早产儿>4 周);④黄疸退而复现;⑤血清结合胆红素>34μmol/L(2mg/dl)。

2. 胆红素脑病(bilirubin encephalopathy)(核黄疸) 当未结合胆红素水平过高,透过血-脑脊液屏障,造成中枢神经系统功能障碍。一般发生在生后 2~7 天,早产儿易发生,病死率高,存活者多留有神经系统后遗症。典型临床表现包括警告期、痉挛期、恢复期及后遗症期(表 4-1)。

表 4-1 胆红素脑病典型临床表现

分期	表现	持续时间
警告期	嗜睡、反应低下、吸吮力弱、拥抱反射减弱、肌张力减低	12~24 小时
痉挛期	出现抽搐、角弓反张和发热,肌张力增高,呼吸不规则等	12~48 小时
恢复期	抽搐次数减少,角弓反射逐渐消失,肌张力恢复	2 周
后遗症期	手足徐动、眼球运动障碍、听力下降、牙釉质发育不良等	终生

（三）心理-社会状况

评估家长对新生儿黄疸的发生原因、并发症及预后的认知程度,尤其胆红素脑病患儿家长的心理状况和有无焦虑。

（四）辅助检查

血清胆红素浓度增高;新生儿溶血病患儿可见母、婴血型不合,血红细胞及血红蛋白降低,网织红细胞增加。

（五）治疗要点

祛除病因,积极治疗原发病;采用光照疗法、输入血浆和白蛋白、肝酶诱导剂及换血疗法等,以降低血清胆红素浓度。

【常见护理诊断/问题】

1. 潜在并发症:胆红素脑病。

2. 知识缺乏(家长):缺乏有关新生儿黄疸知识。

【护理措施】

(一)预防胆红素脑病

1. 保暖　低体温时游离脂肪酸浓度升高,与未结合胆红素争夺白蛋白,可使未结合胆红素水平升高。新生儿生后置适中温度的环境中,加强保暖,维持体温稳定。

2. 喂养调整　提早喂养可刺激肠蠕动,有利于排出胎粪,同时能避免低血糖,并建立肠道菌群,减少肠肝循环。若为母乳性黄疸,可隔次母乳喂养,待黄疸好转后,逐步过渡到正常母婴喂养;若黄疸较重,可暂停母乳3~5天,待黄疸消退后再继续母乳喂养。

3. 光照疗法(详见第三章第五节)

4. 按医嘱用药　按医嘱给予白蛋白和酶诱导剂,降低游离胆红素。纠正酸中毒,以利于胆红素和白蛋白的结合,减少胆红素脑病的发生。合理安排补液计划,切忌快速输入高渗性药物,以免血-脑脊液屏障暂时开放,使已与白蛋白联结的胆红素进入脑组织。

5. 配合换血治疗　换血疗法用于严重新生儿溶血病所致的黄疸。目的是降低未结合胆红素的浓度。护士应做好换血前的准备,如与患儿家长沟通,做好药物、用物和环境的准备、术中和换血后的护理等。换血一般为患儿全血量的2倍,多选用脐静脉或其他较大静脉进行。

 知识窗

换血疗法指征

①产前已明确诊断,出生时脐血总胆红素>68μmol/L(4mg/dl),血红蛋白低于120g/L,伴水肿、肝脾肿大和心力衰竭者;②出生12小时内胆红素每小时上升12μmol/L(0.7mg/dl)者;③光疗失败,指高胆红素血症经光疗4~6小时后血清总胆红素仍上升8.6μmol/(L·h)[0.5mg/(dl·h)];④已有胆红素脑病早期表现者。

6. 密切观察病情　注意皮肤黏膜、巩膜的色泽,根据患儿皮肤黄染的部位和范围,评价进展情况。注意神经系统的表现,如患儿出现拒食、嗜睡、肌张力减退等胆红素脑病的早期表现,立即通知医生,做好抢救准备。

(二)健康指导

使家长了解病情,取得家长配合。向家长介绍黄疸的预防知识,如预防新生儿肝炎、败血症等的发生;宣传孕期保健知识,对曾有过死胎、流产史的夫妻,强调产前检查的重要性,如发现异常及时采取措施;若为红细胞G-6-PD缺陷者,需忌食蚕豆及其制品,患儿衣物保管时勿放樟脑丸,并注意药物的选择,以免诱发溶血。向家长说明生理性黄疸不需处理。

第四节　新生儿肺炎

新生儿肺炎(neonatal pneumonia)是新生儿时期常见的疾病。按病因分为吸入性肺炎和感染性肺炎两类。两者可独立发生,也可先后发生或同时存在,是新生儿死亡的主要原因之一。

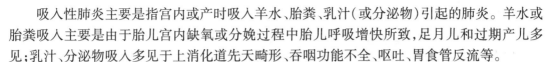

吸入性肺炎主要是指宫内或产时吸入羊水、胎粪、乳汁(或分泌物)引起的肺炎。羊水或胎粪吸入主要是由于胎儿宫内缺氧或分娩过程中胎儿呼吸增快所致,足月儿和过期产儿多见;乳汁、分泌物吸入多见于上消化道先天畸形、吞咽功能不全、呕吐、胃食管反流等。

感染性肺炎多由细菌、病毒、支原体、衣原体、真菌等不同的病原体引起。感染途径分产前、产时和产后感染。产前和产时感染通过血行传播或羊水感染所致,病原体主要是巨细胞病毒、大肠埃希菌、B组溶血性链球菌;产后感染多经呼吸道、脐部、皮肤、消化道感染及败血症引起血行传播,还可由治疗护理的器械消毒不严等医源性因素引起,病原体以葡萄球菌多见。

【护理评估】

(一) 健康史

详细询问母亲孕期有无感染性疾病史,尤其呼吸系统、生殖系统感染史。患儿出生时羊水是否被胎粪污染,有无胎膜早破、宫内窘迫或窒息,有无侵入性操作、感染性疾病接触史等,患儿的体温变化、哺乳、大小便情况等。

(二) 身体状况

1. 吸入性肺炎 羊水、胎粪吸入者往往有窒息史。羊水吸入少量者可无症状或仅轻度呼吸困难,吸入量大者常在窒息复苏后出现呼吸窘迫、青紫,口腔流出液体或泡沫,肺部可闻及湿啰音;胎粪吸入者病情较重,可有全身皮肤、指甲和口腔被胎粪染黄,窒息复苏后很快出现呼吸急促、青紫、鼻翼扇动、三凹征等呼吸窘迫表现,甚至呼吸衰竭。乳汁吸入者,哺乳时呛咳重,乳汁可从鼻腔流出,同时出现青紫。

2. 感染性肺炎 产前感染性肺炎症状出现早,常有窒息史,多在生后24小时内发病。产时和产后感染性肺炎症状出现稍晚。一般症状不典型,以反应差、哭声弱、呼吸急促、口周发绀、口吐白沫、吐奶、体温异常为常见。早产儿可表现为呼吸不规则或呼吸暂停。肺部常难以闻及啰音。

(三) 心理-社会状况

了解患儿家长的心理状况及对病情理解程度,患儿病程较长或病情较重,常造成家长的焦虑和恐惧。

(四) 辅助检查

1. 血液检查 细菌感染者白细胞总数可升高,白细胞总数降低可见于病毒感染或体弱儿、早产儿。

2. X线检查 吸入性肺炎可见两肺纹理增粗,有密度较淡的斑片状阴影,胎粪吸入者可见密度增高的粗颗粒阴影或片状团块、云絮状阴影,常伴肺气肿和(或)节段性肺不张。感染性肺炎两肺纹理增粗,出现点、片状阴影。

3. 病原学检查 取呼吸道分泌物、血液做细菌培养、病毒分离;免疫学检测细菌抗原、病毒抗体及衣原体特异性的 IgM 等。

(五) 治疗要点

1. 控制感染 针对病原菌选择合适的抗生素;单纯疱疹病毒肺炎可用阿昔洛韦;巨细胞病毒性肺炎可用更昔洛韦;衣原体肺炎可选用红霉素。

2. 保持呼吸道通畅,注意保暖,合理喂养和氧疗。

【常见护理诊断/问题】

1. 清理呼吸道无效 与咳嗽反射弱、分泌物黏稠有关。

2. 气体交换受损　与肺部炎症有关。

3. 体温调节无效　与感染后机体免疫反应有关。

4. 营养失调：低于机体需要量　与摄入困难、消耗增加有关。

5. 潜在并发症：心力衰竭、气胸或脓气胸等。

【护理措施】

（一）保持呼吸道通畅

及时有效清除呼吸道分泌物，保持呼吸道通畅；定时翻身、拍背使气道分泌物松动及排出；痰液黏稠者可进行雾化吸入；痰液过多且无力排出者应给予吸痰。

（二）合理用氧

根据病情和血氧检测情况选择不同的给氧方式，但注意氧中毒，使 PaO_2 维持在 $7.9 \sim 10.6kPa(60 \sim 80mmHg)$ 或经皮氧饱和度 $90\% \sim 95\%$。重症并发呼吸衰竭者可用机械通气。

（三）维持体温正常

体温过高时予以降温，体温过低时给予保暖。

（四）保证充足的营养和水分

应少量多次细心喂养，不宜过饱，防止呕吐和吸入引起窒息。重症患儿可鼻饲喂养，以保证热量和水分的正常需要。

（五）密切观察病情

若短期内出现呼吸明显增快、心率加快、烦躁不安、肝脏迅速增大时，可能并发了心力衰竭，应遵医嘱给予吸氧、强心、利尿等处理；如呼吸突然加快伴有青紫明显，可能合并气胸或纵隔气肿，应立即做好胸腔引流准备和引流后护理。

（六）健康指导

向家长讲解新生儿肺炎的病因、表现、预防和护理要点，同时向家长介绍有关育儿知识，指导护理新生儿的方法。

第五节　新生儿败血症

 工作情景与任务

导入情景：

产科病房护士小张在指导家长为新生儿换尿布时，发现孩子反应较差，不哭、不动，黄疸也较前加重，家长诉说孩子吃奶量减少，检查发现患儿脐周围红肿，脐窝有脓性分泌物，伴臭味。小张立即报告了医生，初步诊断为"新生儿败血症"。

工作任务：

1. 评估健康史，确定发病原因。

2. 确定主要护理诊断。

3. 采取护理措施。

新生儿败血症（neonatal septicemia）是指细菌侵入血液循环并生长繁殖、产生毒素而造成的全身感染。

引起本病致病菌种类较多,我国多年来一直以葡萄球菌最常见,其次为大肠埃希菌。近年由于极低体重儿的存活率提高和血管导管、气管插管技术的广泛使用,表皮葡萄球菌、克雷伯杆菌、铜绿假单胞菌等条件致病菌败血症增多。

感染途径包括出生前、出生时或出生后。出生后感染为主要感染途径,细菌主要从脐部、皮肤黏膜、呼吸道或消化道侵入,以脐部最常见。近年来医源性感染有增多趋势。

知识窗

新生儿败血症分类

早发型:生后 7 天内发病;感染发生在出生前或出生时,与围生期因素有关,常由母亲垂直传播引起,病原菌以大肠埃希菌等革兰阴性杆菌为主;常伴有肺炎,并呈暴发性起病、多器官受损、病死率高。

晚发型:出生 7 天后起病;感染发生在出生时或出生后,由水平传播引起,病原菌以葡萄球菌、机会致病菌为主;常有脐炎、肺炎或脑膜炎等局灶性感染,病死率较早发型低。

【护理评估】

（一）健康史

了解母亲孕期有无生殖系统、呼吸系统感染史;患儿出生时有无羊膜早破、难产、滞产等;产后是否严格执行无菌操作,新生儿有无脐带感染、皮肤黏膜感染、呼吸道感染等。

（二）身体状况

无特征性表现。早期症状、体征常不典型,主要为全身中毒症状,表现为精神食欲欠佳、反应低下、体温异常等,继而发展为精神萎靡、嗜睡、不吃、不哭、不动、体重不增,出现病理性黄疸及呼吸异常,常伴有肝、脾肿大。少数严重者很快发展到循环衰竭、呼吸衰竭、DIC、中毒性肠麻痹、酸碱平衡紊乱和胆红素脑病。常并发化脓性脑膜炎。

（三）心理-社会状况

了解家长对本病严重程度及预后的认知程度及心理状况,有无焦虑、恐惧、自责。评估其家庭居住环境及经济状况。

（四）辅助检查

1. 血常规　白细胞总数升高,中性粒细胞增高有诊断价值。

2. 病原检查　①血培养:应在抗生素使用前进行,阳性有诊断意义,但阴性不能排除本病;②其他:酌情选择对脐部、咽拭子、胃液、外耳道分泌物等涂片和培养。

（五）治疗要点

1. 抗生素治疗　早期、联合、足量、静脉给药,疗程要足,一般应用 10～14 天。病原菌已明确者可按药敏试验用药;病原菌未明确者,结合当地菌种流行病学特点和耐药菌株情况选择两种抗生素联合使用。

2. 对症、支持治疗　保暖、供氧、纠正酸中毒及电解质紊乱;及时处理脐炎、脓疱疮等局部病灶;保证能量及水的供应;必要时输注新鲜血、粒细胞、血小板,早产儿可静脉注射免疫球蛋白。

【常见护理诊断/问题】

1. 体温调节无效　与感染有关。

2. 皮肤完整性受损　与脐部感染、脓疱疮等感染灶有关。

3. 营养失调:低于机体需要量　与吸吮无力、食欲缺乏有关。

4. 潜在并发症:化脓性脑膜炎、感染性休克、DIC 等。

【护理措施】

（一）维持体温稳定

密切观察体温变化,体温过低或体温不升时,及时予保暖使体温恢复正常;体温过高时可通过调节环境温度、解开包被、多喂开水,必要时采取温水浴等物理降温措施,新生儿不宜用药物、乙醇擦浴等方法降温。

（二）清除局部感染灶

及时处理局部病灶,如脐炎、脓疱疮、皮肤黏膜破损等,促进病灶早日愈合,防止感染蔓延扩散。按医嘱应用抗生素,并保证药物有效进入体内杀灭病原菌,同时注意药物副作用。

（三）补充营养,满足机体需要

吸吮及吞咽能力正常的患儿,继续母乳喂养,但少量多次,耐心喂养;吸吮及吞咽能力差的患儿,可管饲喂乳;病情严重者,可结合病情考虑静脉内营养。

（四）观察病情

注意观察患儿生命体征变化及神志、面色、皮肤、前囟、哭声、呕吐情况,有无惊厥等。如患儿出现面色青灰、呕吐、脑性尖叫、前囟饱满、两眼凝视可能并发化脓性脑膜炎;如患儿面色青灰、皮肤发花、四肢厥冷、脉搏细弱、皮肤有出血点等应考虑感染性休克或 DIC,应立即与医生联系,积极配合处理,必要时专人护理。

（五）健康指导

向家长介绍本病的预防和护理知识,指导家长正确喂养和护理患儿,保持皮肤清洁和口腔黏膜的完整性,及早发现感染灶并及时彻底处理,以防感染灶扩散引起败血症。

第六节　新生儿寒冷损伤综合征

新生儿寒冷损伤综合征(neonatal cold injure syndrome)简称新生儿冷伤,又称新生儿硬肿症。是由寒冷、早产、感染、窒息等多种因素所致,主要表现为低体温、皮肤硬肿,常伴有多器官功能损害。

新生儿尤其早产儿易发生低体温和皮肤硬肿,原因是:①体温调节中枢发育不成熟;②体表面积相对较大、皮下脂肪少、血管丰富,易于散热;③体内储存热量少,寒冷应激时易于耗竭,尤以早产儿、低出生体重儿和小于胎龄儿为明显;④棕色脂肪是新生儿寒冷时产热的主要物质,胎龄越小含量越少,早产儿棕色脂肪不足,易致体温下降;⑤新生儿皮下脂肪的饱和脂肪酸含量高,由于其熔点高,在低体温时易于凝固而出现皮肤硬肿。

寒冷、早产、感染、窒息均是本病的诱发因素。

【护理评估】

（一）健康史

了解患儿胎龄、出生体重、分娩方式、保暖及喂养情况,有无窒息史、感染史等,体温改变、皮肤硬肿发生情况,有无拒乳、不哭、少尿等。

（二）身体状况

多于生后 1 周以内。多发生于寒冷季节,但由早产、感染、窒息引起者,亦可见于其他季

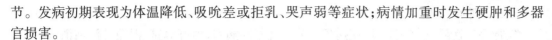

节。发病初期表现为体温降低、吸吮差或拒乳、哭声弱等症状;病情加重时发生硬肿和多器官损害。

1. 低体温　肛温常低于35℃,重者低于30℃。腋-肛温差(T_{A-R})由正直变为负值(T_{A-R}可作为判断棕色脂肪产热状态的指标),感染或夏季发病者可不出现低体温。

2. 皮肤硬肿　患处皮肤冷凉、光滑、变硬而紧贴皮下组织,不易捏起或移动,按之似硬橡皮样,全身硬肿时硬似板状,呈暗红色或青紫色,伴水肿者指压有凹陷。硬肿发生顺序:小腿→大腿外侧→双下肢→臀部→面颊→上肢→全身。

3. 多器官功能损害　早期心率减慢,微循环障碍,严重时休克、心力衰竭、DIC、肺出血、肾衰竭等。

4. 病情分度　根据临床表现,病情可分为轻、中、重3度(表4-2)。

表4-2　新生儿寒冷损伤综合征的临床分度

分度	肛温（℃）	腋-肛温差	硬肿范围	全身情况及器官功能改变
轻度	≥35	>0	<20%	无明显改变
中度	<35	≤0	25%~50%	反应差、功能明显低下
重度	<30	<0	>50%	出现衰竭、休克、肺出血

（三）心理-社会状况

评估家长对本病的病因、预后、护理等知识的了解程度,有无焦虑和自责;评估家庭经济状况、环境温度,有无保暖措施。

（四）辅助检查

分析血 pH、血糖、尿素氮、血小板、凝血活酶时间;分析心电图及 X 线检查情况等。

（五）治疗要点

复温是治疗的关键,逐渐使患儿体温恢复正常;保证热量及液体的供给;积极治疗原发病及并发症。

【常见护理诊断/问题】

1. 体温过低　与新生儿体温调节功能低下、寒冷、早产、窒息、感染等因素有关。

2. 有感染的危险　与新生儿免疫功能低下、皮肤黏膜屏障功能低下有关。

3. 营养失调:低于机体需要量　与吸吮困难、摄入不足有关。

4. 潜在并发症:肺出血、休克、DIC 等。

5. 知识缺乏:家长缺乏正确保暖等育儿知识。

【护理措施】

（一）复温

1. 若肛温>30℃,T_{A-R}≥0,提示棕色脂肪产热较好,可通过减少散热使体温回升。将患儿置于预热至中性温度的温箱中,一般在6~12小时内恢复正常体温。

2. 当肛温<30℃时,T_{A-R}<0,提示棕色脂肪耗尽,或靠棕色脂肪自身产热难以恢复正常体温,且易造成多器官功能损害。一般应将患儿置于比肛温高1~2℃的温箱中进行复温,每小时提高箱温0.5~1℃,箱温不超过34℃,在12~24小时内恢复正常体温。

无条件者可采用温水浴、热水袋、热炕、电热毯或成人怀抱等方式保暖复温,但避免烫伤。

（二）预防感染

实行保护性隔离，与感染性疾病患儿分收在不同病室；做好病室、温箱的清洁消毒工作；严格执行无菌操作；加强皮肤护理，经常更换体位，尽量避免肌内注射，防止由于吸收不良或皮肤破损引起感染。

（三）合理喂养

能吸吮者可经口喂养，吸吮无力者用滴管、鼻饲或静脉营养，保证能量和水分的供给。有明显心、肾功能损害者应严格控制输液量及输液速度。供给的能量和液体需加温至35℃左右。

（四）观察病情

注意监测体温、脉搏、呼吸、硬肿范围及程度、尿量，有无肺出血、DIC等，详细记录护理单，如有异常及时报告医生，并准备好药物和设备，配合医生进行急救。

（五）健康指导

向家长介绍新生儿寒冷损伤综合征的相关知识，指导家长对新生儿的护理，说明新生儿生后保暖、合理喂养、预防感染的重要性。

 知识窗

新生儿保暖

产房温度不宜低于24℃，生后应立即擦干皮肤，用预热的被毯包裹。有条件者放置温箱中数小时，待体温稳定后再放入婴儿床中，若室温低于24℃，应增加包被。小早产儿生后应一直在温箱中保温，箱温为中性温度，待体重>1800g或室温下体温稳定时，可放置于婴儿床中。

第七节 新生儿脐炎

新生儿脐炎（neonatal omphalitis）是由于断脐时或出生后处理不当，细菌入侵脐部残端并且生长繁殖所引起的急性炎症。金黄色葡萄球菌是最常见的病原菌，其次为表皮葡萄球菌、大肠埃希菌或溶血性链球菌等。

【护理评估】

（一）健康史

评估患儿有无脐部消毒不严史，各种护理是否严格执行无菌操作，新生儿脐部是否被污染等。

（二）身体状况

脐带根部发红，或脱落后伤口不愈合，脐窝湿润。脐轮与脐周皮肤红肿，脐窝有少量脓性分泌物，严重者脐部及脐周围明显红肿、发硬，脓性分泌物增多，伴有臭味。炎症向周围组织扩散易形成蜂窝组织炎，病情危重者可形成败血症并伴全身中毒症状，如发热、吃奶差、精神萎靡、烦躁不安等。

（三）心理-社会状况

评估家长对本病知识的了解程度，家长有无自责、焦虑表现，能否正确护理新生儿，了解家庭卫生环境及经济状况。

（四）辅助检查

血常规检测血白细胞；脐部分泌物培养明确致病菌。

（五）治疗要点

清除局部感染灶；根据细菌药物敏感试验结果，选择抗生素。

【常见护理诊断/问题】

1. 皮肤完整性受损 与脐部感染有关。

2. 潜在并发症：败血症等。

【护理措施】

（一）脐部护理

保持脐部清洁、干燥，严格执行无菌操作技术。局部有脓性分泌物时，轻者局部用3%过氧化氢和75%乙醇清洗，或抗生素局部湿敷，或抗生素油膏外敷；感染严重时遵医嘱选择有效的抗生素。

（二）观察病情

密切观察患儿体温、脉搏、呼吸、精神状况、食欲等，如患儿出现精神食欲欠佳、体温异常、呼吸异常，不吃、不哭、不动，黄疸加重等表现，提示并发败血症，及时报告医生，协助处理。

（三）健康指导

指导家长护理新生儿的正确方法，如勤换尿布，避免脐部受污染，脐部护理时应先洗手，消毒应从脐带根部由内向外环形消毒，保持脐部清洁、干燥。

第八节 新生儿低血糖

新生儿低血糖（neonatal hypoglycemia）新生儿出生后血糖浓度有一自然下降继而上升的过程，并且许多低血糖的新生儿并无任何临床症状和体征，因此，长期以来新生儿低血糖的定义一直未完全统一。目前多数学者认为新生儿期全血血糖<2.2mmol/L（40mg/dl）应诊断为新生儿低血糖。

新生儿低血糖的原因有：①葡萄糖产生过少和需要量增加，主要见于早产儿、小于胎龄儿，与肝糖原、脂肪、蛋白贮存不足和糖原异生功能低下有关；败血症、寒冷损伤、先天性心脏病主要由于热量摄入不足，代谢率高，而糖的需要量增加，糖原异生作用低下所致；先天内分泌和代谢缺陷病导致的持续顽固的低血糖。②葡萄糖消耗增加，主要见于糖尿病母亲娩出的婴儿、Beckwith综合征、Rh溶血病及窒息缺氧等。

持续性低血糖指低血糖持续至婴儿或儿童期，主要见于高胰岛素血症、内分泌缺陷、遗传代谢性疾病等。

【护理评估】

（一）健康史

了解患儿是否为早产儿、小于胎龄儿，有无败血症、寒冷损伤等疾病；有无葡萄糖利用增加的疾病，如Beckwith综合征、Rh溶血病、窒息缺氧等。

（二）身体状况

大多数低血糖者无临床症状；少数可出现反应差、喂养困难、哭声异常、肌张力低、激惹、惊厥、呼吸暂停等。经补充葡萄糖后症状消失、血糖恢复正常。如反复发作需考虑糖原累积

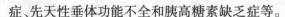

症、先天性垂体功能不全和胰高糖素缺乏症等。

（三）心理-社会状况

评估家长对本病的病因、预后、护理知识的了解程度,评估家长的心理状况、家庭经济状况等。

（四）辅助检查

血糖测定是确诊和早期发现低血糖的主要手段。常用微量纸片法测定血糖,异常者采静脉血测血糖。对新生儿可能发生低血糖者可在生后进行持续血糖监测。对持续顽固性低血糖者,进一步做血胰岛素、胰高糖素、T_4、TSH、生长激素及皮质醇等检查,明确患儿是否患有先天性内分泌疾病或代谢性缺陷病。

（五）治疗要点

对无症状低血糖者可给予进食葡萄糖,如无效改为葡萄糖静脉输注。对有症状者都应静脉输注葡萄糖。对持续或反复低血糖者除静脉输注葡萄糖外,应结合病情给予氢化可的松静脉滴注,胰高糖素肌注或泼尼松口服。

【常见护理诊断/问题】

1. 营养失调:低于机体需要量 与摄入不足、消耗增加有关。

2. 潜在并发症:呼吸暂停等。

【护理措施】

（一）喂养

生后能进食者尽早喂养,对有可能发生低血糖者每小时给予10%葡萄糖1次,3~4次后喂奶;对不能经胃肠道喂养者可给10%葡萄糖静脉滴注,足月适于胎龄儿按3~5mg/(kg·min),早产适于胎龄儿按4~6mg/(kg·min)、小于胎龄儿以6~8mg/(kg·min)速度输注。

（二）监测血糖

输注葡萄糖时定期监测血糖,并根据病情及时调整输注量及速度,用输液泵控制并每小时观察记录1次,防止治疗过程中发生医源性高血糖症。

（三）观察病情

除生命体征外,注意观察患儿反应,有无震颤、多汗、呼吸暂停等,一旦发现呼吸暂停立即进行刺激皮肤、托背、吸氧等处理。

（四）健康指导

指导家长新生儿出生后能进食者宜早期喂养,避免可预防的高危因素。患儿出院后家长密切观察患儿有无异常表现,尤其对反复发生低血糖者,及时发现异常及时就诊。

第九节　新生儿低钙血症

新生儿低钙血症(neonatal hypocalcemia)是新生儿惊厥的常见原因之一。主要与暂时的生理性甲状旁腺功能低下有关。血清总钙<1.75mmol/L(7.0mg/dl),游离钙<0.9mmol/L(3.5mg/dl)即为低钙血症。

胎盘能主动向胎儿转运钙,故胎儿通常血钙不低。妊娠晚期母血甲状旁腺激素(PTH)水平高,分娩时脐血总钙和游离钙均高于母血水平,使胎儿和新生儿甲状旁腺功能暂时受抑制。出生后,母血供钙停止,外源性供钙不足,新生儿甲状旁腺功能低下,骨质钙不能入血,导致低钙血症。

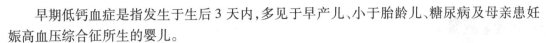

早期低钙血症是指发生于生后 3 天内,多见于早产儿、小于胎龄儿、糖尿病及母亲患妊娠高血压综合征所生的婴儿。

晚期低血钙指出生 3 天后发生,多见于牛乳喂养的足月儿,主要是由于牛乳中钙、磷比例不适宜,血磷过高,血钙沉积于骨,出现低钙血症。

其他还可见于母体甲状旁腺功能亢进、先天性永久性甲状腺旁腺功能不全等。

【护理评估】

(一) 健康史

了解患儿出生史,是否早产或小于胎龄儿;患儿出生前母亲是否患有糖尿病、妊娠高血压综合征、甲状旁腺功能亢进、先天性永久性甲状旁腺功能不全等;患儿是否牛乳喂养。

(二) 身体状况

症状轻重不同,多出现于生后 5 ~ 10 天,主要是神经、肌肉兴奋性增高,表现为烦躁不安、肌肉抽动及震颤,可有惊跳、惊厥等,手足搐搦、喉痉挛少见,惊厥发作时可出现呼吸暂停、发绀。发作间期一般情况良好。早产儿生后 3 天内易出现血钙降低,通常无明显体征,可能与其发育不完善、血浆蛋白低和酸中毒时血清游离钙相对较高有关。

(三) 心理-社会状况

评估家长对本病知识的了解程度,有无焦虑、恐惧心理,评估家庭经济状况及居住环境。

(四) 辅助检查

血清总钙、游离钙低于正常,血磷>2.6mmol/L(8mg/dl),碱性磷酸酶多正常。必要时可检测母血钙、磷和 PTH 水平。心电图 QT 间期延长(早产儿>0.2 秒,足月儿>0.19 秒)提示低钙血症。

(五) 治疗要点

静脉或口服补钙。晚期低血钙患儿应给予母乳或配方乳。甲状旁腺功能不全者除补钙外,加服维生素 D。

【常见护理诊断/问题】

1. 有窒息的危险 与低血钙造成惊厥、喉痉挛有关。

2. 知识缺乏:家长缺乏有关育儿知识。

【护理措施】

(一) 遵医嘱补钙

1. 10% 葡萄糖酸钙静注或静滴均要用 5% ~ 10% 葡萄糖溶液稀释至少 1 倍,推注要缓慢,经稀释后药液推注速度<1ml/min,并予心电监护,以免注入过快引起呕吐和心脏停搏而导致死亡等。如心率<80 次/分,应停用。

2. 静脉补钙时尽量选择粗直、避开关节、易于固定的静脉,确保输液通畅,以免药物外溢造成局部组织坏死。一旦发现药物外溢,立即停止注射,局部用25% ~50% 硫酸镁湿敷。

3. 口服补钙,应在两次喂奶间,禁忌与牛奶搅拌在一起,影响钙吸收。

(二) 观察病情

观察患儿有无惊厥、喉痉挛等,是否出现呼吸暂停。备好吸引器、氧气、气管插管、气管切开等急救物品,一旦发生紧急情况,便于组织抢救。

(三) 健康指导

向家长介绍育儿知识,鼓励母乳喂养,多晒太阳。无法母乳喂养者,应给予母乳化配方奶喂养,保证钙的摄入。牛奶喂养者,指导父母学会给予婴儿加服钙剂和维生素 D。

边学边练

实践3　新生儿疾病的护理

（董春兰）

 思考题

1. 丁女士之子,足月儿,娩出前有宫内窘迫,行剖宫产。生后第2日出现嗜睡,尖叫,凝视、前囟饱满,诊断为"新生儿颅内出血"。

问题:

（1）首优的护理诊断/问题是什么?

（2）该患儿主要的护理措施有哪些?

2. 一足月儿,男。日龄13天。近日出现不吃、不哭、反应差,体温不升3天,伴溢乳。体格检查:皮肤巩膜黄染,前囟平软,心肺无异常,脐部有少量黄色分泌物。血白细胞$19×10^9/$L,中性粒细胞65%。入院后完善各项检查,积极处理。3小时后护士发现患儿出现抽搐,伴面色发灰,双眼凝视,前囟饱满,克氏征(+)。

问题:

（1）该患儿皮肤黄染,属生理性黄疸还是病理性黄疸? 为什么?

（2）入院3小时后患儿发生什么情况? 根据目前情况提出主要的护理诊断。

第五章　营养障碍性疾病患儿的护理

学习目标

1. 具有高度的责任心和耐心,体谅患儿家长的急迫心情,严谨的工作态度,动作轻柔,体现对患儿的关心和爱护。
2. 掌握蛋白质-能量营养不良、维生素 D 缺乏性佝偻病、维生素 D 缺乏性手足搐搦症的护理评估、常见护理诊断/问题、护理措施。
3. 熟悉维生素 D 缺乏性佝偻病的概述。
4. 了解蛋白质-能量营养不良、维生素 D 缺乏性佝偻病的护理目标及护理评价。
5. 学会运用所学知识为患儿、家庭及社区提供健康指导和宣传教育。

第一节　蛋白质-能量营养不良

工作情景与任务

导入情景:

　　豆豆,2 岁,平时挑食,体格瘦弱。清晨 6 时突然出现神志不清、面色苍白、出冷汗等表现,家长急送医院就诊,护士小王接诊。

工作任务:

1. 判断患儿出现状况的原因。
2. 协助医生实施急救处理。

　　蛋白质-能量营养不良(protein-energy malnutrition,PEM)是因缺乏能量和(或)蛋白质所致的一种营养缺乏症。多见于 3 岁以下的婴幼儿。临床上以体重减轻、皮下脂肪减少和皮下水肿为特征,常伴有各系统器官不同程度的功能紊乱。

　　营养不良病因包括:①喂养不当是导致婴幼儿营养不良的主要原因,常见母乳量不足而未及时添加其他乳制品,人工喂养时调配过稀,骤然断奶又未及时添加辅食,造成消化功能紊乱;长期以粥、米粉等淀粉类食物为主,缺乏蛋白质和脂肪;较大儿童的长期偏食、挑食、厌食等。②消化系统疾病如慢性腹泻、肠吸收不良综合征等会影响食物的消化和吸收;消化道先天畸形如唇裂、腭裂、幽门狭窄等会致喂养困难。③感染性疾病如麻疹、肺炎、结核病等食物摄入减少,分解代谢增强;糖尿病、甲状腺功能亢进、恶性肿瘤、长期发热等均可使消耗性

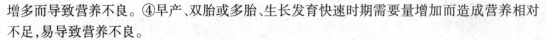

增多而导致营养不良。④早产、双胎或多胎、生长发育快速时期需要量增加而造成营养相对不足,易导致营养不良。

【护理评估】

（一）健康史

询问患儿的喂养史、饮食习惯和生长发育情况。注意婴幼儿有无喂养不当,年长儿有无长期挑食或偏食等。有无消化系统解剖或功能异常,或急、慢性疾病史。是否为双胎、多胎、早产。

（二）身体状况

1. 体重改变　最早表现为体重不增,继之体重下降,出现消瘦。

2. 皮下脂肪减少　首先累及腹部皮下脂肪,以后为躯干、臀部、四肢,最后是面颊,故腹部皮下脂肪层厚度是判断营养不良程度的重要指标之一。严重者面颊部脂肪垫消失,患儿额部出现皱褶,两颊下陷,颧骨突出,皮肤松弛如老人状,肌肉萎缩呈"皮包骨"。

3. 其他状况　皮肤干燥、苍白,各系统器官功能低下,如体温降低、心率减慢、血压下降、食欲低下、腹泻等,常出现便秘与腹泻交替。随着病情进展,可有重要脏器功能损害。严重者出现营养不良性水肿。

4. 并发症　营养不良患儿易出现各种并发症,最常见的并发症是营养性贫血;可有多种维生素和微量元素缺乏,常见为维生素 A 缺乏(干眼症)和锌缺乏;由于免疫功能低下,易患各种感染性疾病,如呼吸道感染、鹅口疮、中耳炎、结核病、肠炎等;还易在清晨及夜间出现自发性低血糖,若不及时治疗可致死亡。

根据临床表现将婴幼儿营养不良分为三度,分度标准见表5-1。

表 5-1　营养不良分度标准

	Ⅰ度（轻）	Ⅱ度（中）	Ⅲ度（重）
体重低于正常	15%～25%	25%～40%	40%以上
腹壁皮褶厚度	0.8～0.4cm	0.4cm 以下	消失
身长	正常	较正常低	明显低于正常
消瘦	不明显	明显	皮包骨样
皮肤	正常或苍白	苍白、弹性差	明显苍白、多皱褶
肌张力	正常或稍松弛	弹性差、松弛	肌肉萎缩、肌张力低下
精神状态	精神状态正常或稍差	抑郁不安、多哭闹	呆滞、抑制与烦躁交替出现

（三）心理-社会状况

主要因家长不了解病程和病情而产生焦虑;同时因喂养不当造成的营养不良者,家长易产生歉疚感。

（四）辅助检查

血清白蛋白浓度降低是最突出的特征性表现。胰岛素样生长因子 1(IGF-1)水平下降,由于其反应灵敏、受其他因素影响较小,故被认为是早期诊断蛋白质-能量营养不良的可靠指标。还有多种血清酶活性下降,血糖、胆固醇水平下降,维生素和矿物质等减少。

（五）治疗要点

尽早发现,早期治疗。主要采取综合治疗措施,包括调整饮食与补充营养物质、祛除病

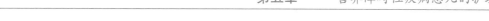

因及治疗原发病、促进和改善消化功能,控制继发感染和治疗并发症。

【常见护理诊断/问题】

1. 营养失调:低于机体需要量　与能量、蛋白质长期摄入不足、吸收障碍以及需要和消耗增加有关。

2. 有感染的危险　与免疫功能低下有关。

3. 生长发育迟缓　与营养物质缺乏,不能满足儿童生长发育需要有关。

4. 潜在并发症:低血糖、营养性贫血。

5. 知识缺乏:家长缺乏营养及喂养知识。

【护理目标】

1. 患儿根据饮食调整的原则,增加营养物质的摄入。

2. 患儿不发生感染。

3. 患儿体重、身高等发育指标逐渐达到同年龄、同性别正常儿童的水平。

4. 患儿不发生低血糖、贫血等并发症。

5. 家长能正确选择合适婴幼儿的食品,合理喂养儿童。

【护理措施】

(一) 饮食管理

根据儿童病情轻、重和消化功能来调整饮食的量及种类。其原则是:由少到多,由稀到稠,循序渐进,逐渐增加饮食,直至恢复正常。

1. 能量的供给　①轻度营养不良患儿消化功能尚好,应在原有膳食的基础上逐渐添加。开始每日供给能量250～330kJ/kg(60～80kcal/kg),以后根据消化功能逐渐增加,当能量供给达每日585kJ/kg(140kcal/kg)时,体重一般可获满意增长。待体重接近正常后,再恢复至正常能量需要。②中度及重度营养不良患儿的消化能力弱,对食物的耐受性差,饮食调整要逐渐少量增加。开始每日供给能量165～230kJ/kg(45～55kcal/kg),可逐渐增加到每日500～727kJ/kg(120～170kcal/kg),待体重接近正常后,再逐渐恢复至正常需要量。

2. 蛋白质的供给　蛋白质摄入量从每日1.5～2g/kg开始,逐渐增加到3.0～4.5g/kg,若过早给予高蛋白饮食,可引起腹胀。

3. 食物的选择　婴儿继续母乳喂养,母乳不足或已断奶,可给予少量多次的稀释牛奶或脱脂奶;观察患儿消化吸收情况,逐渐增加浓度和量,宜适当减少喂养次数。待消化功能基本恢复时,可给予高蛋白、高能量、高维生素及富含微量元素的食物。

(二) 预防感染

实行保护性隔离,与感染性疾病患儿分室居住;保持室内环境舒适、卫生;保持皮肤清洁、干燥、防止皮肤破损;做好口腔护理,同时防止交互感染。

(三) 促进消化、改善食欲

临床常用胃蛋白酶、胰酶、B族维生素等以助消化。为促进机体蛋白质合成可用蛋白同化激素,如苯丙酸诺龙。为增加患儿食欲,给予锌制剂。食欲过差的患儿,可给予胰岛素注射。病情严重或完全不能进食者,可给氨基酸、脂肪乳等静脉高营养液。因患儿体液量相对较多,而心、肾功能较差,输液速度宜慢。

(四) 观察病情

密切观察患儿尤其是重度营养不良患儿的病情变化。观察有无面色苍白、出汗、肢冷、脉搏缓慢、神志不清、呼吸暂停等低血糖表现,一旦发生应及时报告医生,静脉输注 25% ~ 50% 葡萄糖进行急救。观察有无营养性贫血及维生素缺乏的表现。应记录每日进食情况及对食物的耐受情况,每周测量体重 1 次,每月测身高 1 次,定期测量皮下脂肪的厚度,以判断治疗效果。

（五）健康指导

向患儿家长解释营养不良的常见病因、预防方法及如何观察病情;同时向家长介绍科学育儿的知识,指导合理喂养;纠正儿童的不良饮食习惯,合理安排生活作息,坚持户外活动,按时预防接种,宣传定期健康检查与进行生长发育监测的重要性。

【护理评价】

评价患儿进食量是否增加,能否耐受正常饮食;是否发生感染;体重是否逐渐恢复;是否发生低血糖、贫血等并发症;家长能否正确运用合理喂养方法;患儿不良的饮食习惯是否得到纠正。

第二节 维生素 D 缺乏性佝偻病

 工作情景与任务

导入情景:

患儿萌萌,9 个月,出生后人工喂养,未添加辅食,户外活动少。近来睡眠不安,烦躁,多汗,可见枕秃,肋缘外翻。家长带患儿来就诊,初步诊断为"维生素 D 缺乏性佝偻病"。

工作任务:

1. 评估健康史找出患儿致病因素。

2. 指导家长防治佝偻病的方法。

维生素 D 缺乏性佝偻病(rickets of vitamin D deficiency)是由于儿童体内维生素 D 不足导致钙、磷代谢失常,产生以骨骼病变为特征的一种全身慢性营养性疾病。多见于 2 岁以内的婴幼儿,是我国儿童保健重点防治的"四病"之一。随着儿童保健工作的加强,发病率已逐渐下降。

【概述】

（一）维生素 D 的代谢

1. 来源 ①内源性维生素 D:由人体皮肤中 7-脱氢胆固醇,经紫外线照射后生成维生素 D_3,是人体维生素 D 的主要来源;②外源性维生素 D:主要从食物中摄入,如蛋黄、海鱼、肝、蕈类等含有的维生素 D_2;③胎儿可通过胎盘从母体获得。

2. 转化 无论内源性或外源性维生素 D 均无生物活性,必须经肝、肾二次羟化转化为 1,25-二羟胆固醇[1,25-$(OH)_2D_3$]才能发挥生物活性。

3. 生理功能 ①促进肠道对钙、磷的吸收;②促进肾小管对钙、磷的主动吸收;③促进成骨细胞功能,使钙盐沉积在骨质生长部位,形成新骨。

（二）致病因素

1. 日光照射不足 是主要发病因素。婴幼儿缺少户外活动,紫外线不能通过玻璃;城市高层建筑多、烟雾、空气污染重;我国北方冬季寒冷、日照时间短。影响紫外线照射,使内源性维生素 D 生成不足。

2. 维生素 D 摄入不足 母乳或牛乳含维生素 D 的量均较少,不能满足婴儿生长发育所需,如果不及时补充易致缺乏。

3. 生长发育速度快 婴幼儿期生长迅速,维生素 D 需要量大。早产儿、双胎儿出生时体内维生素 D 储备量不足,出生后生长发育速度较足月儿快,若维生素 D 供给不足,极易患佝偻病。

4. 疾病或药物的影响 胃肠道疾病影响维生素 D、钙、磷的吸收;肝、肾疾病严重影响维生素 D 的羟化作用;苯妥英钠、苯巴比妥、糖皮质激素类药物,可干扰维生素 D 的代谢及对钙的转运,导致佝偻病的发生。

(三) 发病机制

维生素 D 缺乏时,钙、磷经肠道吸收、利用减少,导致血钙、血磷下降,血钙降低刺激甲状旁腺素分泌增加,加速旧骨溶解脱钙,使血钙维持正常或接近正常水平。但甲状旁腺素抑制肾小管对磷的重吸收,磷从尿中大量排出,血磷降低,致钙、磷乘积下降,最终导致骨样组织钙化受阻,成骨细胞代偿性增生,局部骨样组织堆积,碱性磷酸酶分泌增多,而出现一系列佝偻病症状、体征及生化改变。

【护理评估】

(一) 健康史

评估有无造成日光照射不足的因素,询问喂养方法,是否及时补充维生素 D,有无影响维生素 D 代谢的疾病及用药史。询问母亲妊娠期间是否缺乏维生素 D,是否早产、双胎或多胎。

(二) 身体状况

本病多见于 3 个月至 2 岁的小儿,临床将其分为四期,即初期、激期、恢复期和后遗症期。

1. 初期 多见于 6 个月以内,尤其是 3 个月以内的小婴儿。主要表现为非特异性神经精神症状,如易激惹、烦躁、睡眠不安、夜间啼哭、多汗(与室温、季节无关)等。头部多汗刺激头皮,致婴儿常摇头擦枕,出现枕秃(图 5-1)。此期患儿血钙正常或稍降低,血磷降低,碱性磷酸酶稍高,血清 25-(OH)D$_3$ 降低。骨骼 X 线可正常。

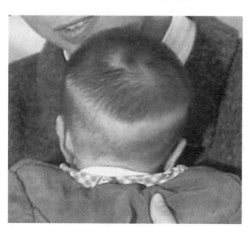

图 5-1 枕秃

2. 激期 又称活动期。除了有上述症状外,主要是骨骼的改变。其次有肌肉张力减低、韧带松弛及其他状况等。

(1) 骨骼改变:常发生在骨骼生长最快的部位。

1) 头部:颅骨软化见于 3~6 个月患儿,即用手指轻压枕骨或顶骨后部,可感觉颅骨内陷,似按压乒乓球样;方颅(图 5-2),见于 7~8 个月患儿,为额骨和顶骨中心骨样组织增生呈对称性隆起;前囟过大或延迟闭合;出牙延迟,牙釉质缺乏易患龋齿。

2) 胸部:胸廓畸形多见于 1 岁左右患

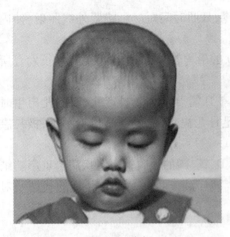

图 5-2 方颅

儿,可影响患儿的呼吸功能。由于骨样组织的堆积,在肋骨与肋软骨交界处,骨样组织增生呈钝圆形隆起,上下排列如串珠状,肋骨串珠以两侧第 7～10 肋最明显;因肋骨软化,膈肌附着处的肋骨受膈肌牵拉内陷,形成的横向浅沟,称郝氏沟或肋膈沟(图 5-3);胸骨及相邻软骨向前凸出形成鸡胸,或胸骨下端内陷形成漏斗胸(图 5-4)。

3) 四肢:"手镯"(图 5-5)或"足镯"征,见于 6 个月以上患儿,是腕、踝部肥厚的骨骺形成的钝圆形环状隆起。膝内翻("O"形腿)或膝外翻("X"形腿)(图 5-6、图 5-7),见于 1 岁以上患儿,由于骨质软化,开始行走后下肢因负重出现弯曲而形成。久坐可见脊柱后突或侧突畸形,重症患儿可出现扁平骨盆。

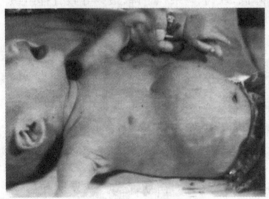

图 5-3 肋膈沟

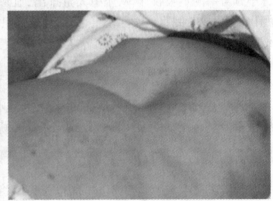

图 5-4 漏斗胸

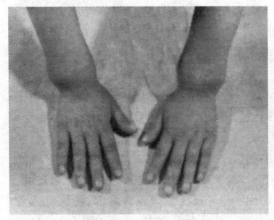

图 5-5 手镯征

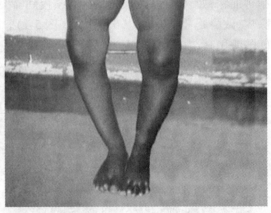

图 5-6 "O"形腿

(2) 肌张力减低、韧带松弛:表现为头颈软弱无力,坐、立、行等运动功能发育落后。腹部肌肉松弛,膨隆如"蛙状"腹(图 5-8)。韧带松弛表现为肝、脾下移,大关节过度伸展等。

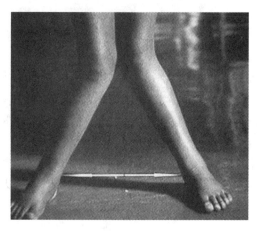

图5-7 "X"形腿

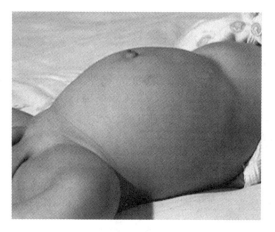

图5-8 蛙状腹

（3）其他状况：神经系统发育迟缓，条件反射形成缓慢，表情淡漠，语言发展迟缓；免疫能力低下，易并发感染；可有贫血，肝、脾增大等表现。

（4）辅助检查：激期患儿血钙降低，血磷明显降低，碱性磷酸酶增高，血清 25-(OH)D_3明显降低。X 线检查长骨钙化带消失，干骺端呈毛刷样、杯口状改变。骨密度减低，可有骨干弯曲畸形或青枝骨折。

3. 恢复期 临床症状减轻或消失。血钙、血磷浓度与碱性磷酸酶水平恢复正常，X 线检查骨骼异常明显改善。

4. 后遗症期 多见于 2 岁以后。临床症状消失，血生化正常，仅遗留不同程度的骨骼畸形。

（三）心理-社会状况

患儿家长因担心遗留骨骼畸形而产生焦虑或歉疚感。患儿可因骨骼改变导致自身形象的变化产生自卑，从而影响心理健康。

（四）治疗要点

治疗目的是控制病情，防止发生骨骼畸形。以口服维生素 D 为主，剂量为每日 50～125μg(2000～5000IU) 或 1,25-(OH)$_2$D$_3$ 0.5～2.0μg，连用 1 个月后改为预防量，每日400IU。重症及不能坚持口服者可肌内注射维生素 D 20～30 万 IU 一次，3 个月后改用预防量口服。此外，应增加日光照射及供给富含维生素 D 的食物，适当补充钙剂和预防感染。

【常见护理诊断/问题】

1. 营养失调：低于机体需要量 与日光照射不足及维生素 D 摄入不足有关。

2. 有感染的危险 与免疫功能低下、胸廓发育畸形有关。

3. 潜在并发症：维生素 D 过量中毒。

4. 知识缺乏：患儿家长缺乏佝偻病的预防及护理知识。

【护理目标】

1. 患儿精神好转、睡眠良好、骨骼改变有所缓解或恢复正常。

2. 患儿无感染发生。

3. 患儿不出现维生素 D 中毒。

4. 家长能说出本病的预防和护理知识。

【护理措施】

（一）补充维生素 D

1. 增加富含维生素 D 的食物,如动物肝脏、蛋黄、蘑菇类及维生素 D 强化奶粉等。

2. 接受日光照射,增加户外活动　根据不同年龄及不同季节,指导家长带患儿进行户外活动或游戏。生后 2～3 周后即可开始户外活动。夏季可在树荫或荫凉处活动,避免太阳直射;冬季室内活动要开窗,在不影响保暖的情况下尽量暴露皮肤,保证每日 1～2 小时户外活动。

3. 按医嘱给予维生素 D 制剂　常用浓缩鱼肝油滴剂口服;肌内注射维生素 D 时,因维生素 D 是油剂,宜选用较粗的针头,深部肌内注射,以保证药物的充分吸收。对 3 个月以下及有手足搐搦症病史的患儿,在使用大剂量维生素 D 前口服钙剂 3 日,防止发生低钙抽搐。

（二）预防感染

保持室内空气新鲜,温湿度适宜,阳光充足,避免交叉感染。

（三）预防维生素 D 中毒

严格按医嘱应用维生素 D 制剂,注意维生素 D 过量的中毒表现,如遇过量,及时通知医生,立即停用维生素 D。

 知识窗

维生素 D 中毒

　　早期表现为倦怠或烦躁不安、低热、厌食、恶心、呕吐、腹泻或顽固性便秘、体重下降等,后期大量钙盐沉积在肾脏引起肾小管坏死和肾钙化,出现尿频、夜尿多,甚至脱水、酸中毒;尿中出现蛋白尿、红细胞、管型等改变。还可出现头痛、高血压、心律不齐等症状。长期慢性中毒,可引起各组织器官钙化,出现精神抑郁、惊厥、昏迷,甚至导致衰竭而死亡。

（四）健康指导

1. 加强孕期保健　鼓励孕妇进行户外活动、多晒太阳,选择富含维生素 D、钙、磷和蛋白质的食物。妊娠后期(7～9 个月)给予维生素 D 每日 800IU,有利于胎儿贮存充足维生素 D。

2. 宣传母乳喂养,尽早开始户外活动,及时添加辅食,足月儿生后 2 周开始补充维生素 D 每日 400IU,连续服用至 2 岁;早产儿、低出生体重儿、双胎儿生后 1 周开始补充维生素 D 每日 800IU,3 个月后改预防量,每日 400IU。

3. 向患儿家长讲解护理患儿的注意事项,不能久坐、久站,要勤擦汗、勤换衣服;指导户外活动及服用维生素 D 的方法,告知过量服用可造成中毒。

4. 对已有骨骼畸形的患儿,向家长示范矫正的方法,如胸部畸形可让小儿做俯卧位抬头展胸运动;下肢畸形可进行肌肉按摩,"O"形腿可按摩外侧肌群,"X"形腿可按摩内侧肌群,增加肌张力,矫正畸形。严重畸形者可外科手术矫治。

【护理评价】

患儿神经精神症状是否减轻或消失,血生化和 X 线检查是否好转;是否有感染发生;是否出现维生素 D 中毒;患儿家长是否学会维生素 D 缺乏性佝偻病的预防及护理知识。

第三节　维生素 D 缺乏性手足搐搦症

维生素 D 缺乏性手足搐搦症（tetany of vitamin D deficiency）又称佝偻病性手足搐搦症或佝偻病性低钙惊厥。是由于维生素 D 缺乏引起血钙降低，导致神经肌肉兴奋性增高，出现惊厥、喉痉挛或手足搐搦等症状。多见 6 个月以内的小婴儿。

本病发生的根本原因是维生素 D 缺乏，直接原因是血钙降低。维生素 D 缺乏的早期，甲状旁腺调节反应迟钝，骨钙不能及时游离入血，使血钙降低，当总血钙低于 $1.75 \sim 1.88$ mmol/L 或离子钙浓度低于 1.0 mmol/L 时，可出现神经肌肉兴奋性增高，引起抽搐。

诱发血钙降低的因素：春季接受日光照射增多，或补充大量维生素 D 时，骨脱钙减少，肠道吸收钙相对不足，而骨骼加速钙化，大量钙沉积于骨而致血钙暂时下降；当合并发热、感染、饥饿时组织细胞分解释放磷，使血磷增加，致离子钙下降，可出现低钙抽搐。

【护理评估】

（一）健康史

询问患儿是否有日光照射不足、喂养不当等维生素 D 缺乏的病史；了解患儿近期是否接受日光照射急剧增加或补充大量维生素 D；有无发热、感染、饥饿、腹泻等疾病。

（二）身体状况

1. 典型症状

（1）惊厥：为婴儿期最常见的症状。常突然发生，表现为四肢及面肌抽动、两眼上翻、神志不清。发作时间可持续数秒至数分钟，发作时间持久者可因缺氧而发绀。发作停止后意识恢复，可精神萎靡而入睡，醒后活泼如常。发作次数可数日 1 次或 1 日数次甚至数十次，一般不发热。发作轻者仅有短暂的眼球上翻和面肌抽动，神志清楚。

（2）手足搐搦：多见于较大婴幼儿。表现为突发手足肌肉痉挛呈弓状，手腕屈曲，手指僵直，拇指内收紧贴掌心，强直痉挛，呈"助产士手"（图 5-9）。踝关节僵直，足趾弯曲向下呈"芭蕾舞足"（图 5-10）。发作停止后活动自如。

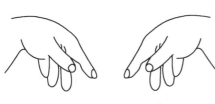

图 5-9 "助产士手"

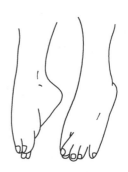

图 5-10 "芭蕾舞足"

（3）喉痉挛：婴儿多见。表现为喉部肌肉、声门突然发生痉挛，出现呼吸困难，吸气时喉鸣。有时可突然发生窒息导致死亡。

2. 隐性体征

（1）面神经征（佛斯特征 Chvostek sign）：以手指尖或叩诊锤轻叩患儿颧弓与口角间的面颊部，引起眼睑和口角抽动者为阳性，新生儿可呈假阳性。

（2）陶瑟征（Trousseau sign）：以血压计袖带包裹上臂，使血压维持在收缩压与舒张压之间，5分钟之内该手出现痉挛症状为阳性。

（3）腓神经征（peroneal sign）：以叩诊锤叩击膝下外侧腓骨小头上方的腓神经处，引起足向外侧收缩者为阳性。

（三）辅助检查

血清总钙<1.75~1.88mmol/L，或血清钙离子<1.0mmol/L。

（四）治疗要点

惊厥发作的急救处理是立即吸氧、保持呼吸道通畅；迅速应用镇静剂，以控制惊厥与喉痉挛。同时补钙，使血清钙浓度迅速升至正常。症状控制后补充维生素D，使钙、磷代谢恢复正常。

【常见护理诊断/问题】

1. 有窒息的危险 与惊厥、喉痉挛发作有关。

2. 营养失调：低于机体需要量 与维生素D缺乏有关。

3. 有受伤的危险 与惊厥发作有关。

【护理措施】

1. 防止窒息的护理

（1）控制惊厥、喉痉挛：遵医嘱立即使用镇静剂、钙剂。镇静剂可用地西泮每次0.1~0.3mg/kg静脉或肌内注射；或10%水合氯醛，每次40~50mg/kg，保留灌肠；苯巴比妥钠每次5~10mg/kg肌内注射。静脉注射地西泮时宜慢，以免抑制呼吸。紧急情况下可试用指压或针刺人中、十宣穴的方法来制止惊厥。

（2）保持呼吸道通畅：一旦出现症状应立即吸氧，喉痉挛者需立即将舌体拉出口外，同时将患儿头偏向一侧，清除口鼻分泌物，避免吸入窒息；对已出牙的小儿，应在上、下齿间放置牙垫，防止舌咬伤，必要时协助医生行气管插管或气管切开。

2. 遵医嘱用钙 发作时迅速补充钙剂，以10%葡萄糖酸钙5~10ml加10%~25%葡萄糖溶液稀释1~2倍，缓慢静脉注射或静脉滴注，注射时间应大于10分钟，以防血钙骤升发生心搏骤停，可重复2~3次；钙剂溢出血管外可引起组织坏死，形成钙化斑，故在注射时应选择较大的血管。发作停止后，口服10%氯化钙，每日5~10ml，口服10%氯化钙前用3~5倍糖水稀释，以减少对胃的刺激，服用3~5天后可改用葡萄糖酸钙或乳酸钙，防止高氯性酸中毒；口服钙剂应与乳类分开服用，最好在两餐之间，以免钙与脂肪酸结成凝块影响钙的吸收。

3. 防止受伤的护理 发生惊厥时就地抢救，保持安静、松解颈部衣扣、放置适当体位；及时通知医护人员，勿大喊大叫或抱起患儿急跑求医等，防止外伤或抽搐加重，避免缺氧引起脑损伤。

4. 健康指导 根据患儿家长的文化程度和理解能力介绍手足搐搦症的原因和预后估计，减轻家长的心理压力，以配合治疗和护理；讲解患儿抽搐时的正确处置方法；指导家长出院后遵医嘱给患儿补充维生素D和钙剂，强调平时多晒太阳和口服钙剂的注意事项，防止本病再发。

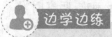 边学边练

实践4 营养障碍性疾病患儿的护理

（高峰泉）

思考题

1. 患儿,男,10个月,因哭闹、多汗、夜惊1个月来诊。该患儿系混合喂养,未添加辅食,平时很少户外活动。查体:可见枕秃、方颅、胸部肋缘外翻,心肺听诊未见异常。X线检查长骨钙化带消失,干骺端呈毛刷杯口样改变。

问题:

(1) 患儿发病因素有哪些?

(2) 主要护理措施有哪些?

2. 患儿,女,3个月,因1天来反复发生惊厥2次来院就诊。患儿系人工喂养,未添加辅食。查体:T 36.9℃,P 116次/分,R 30次/分,前囟平软,2.5cm×2cm,枕秃,枕部有乒乓感,无病理反射。初步诊断为维生素D缺乏性手足搐搦症。

问题:

(1) 患儿最可能的护理诊断是什么?

(2) 主要护理措施有哪些?

第六章　消化系统疾病患儿的护理

学习目标

1. 具有有效的沟通能力,团结协作能力,敬业与团队精神。
2. 掌握腹泻病的护理评估、常见护理诊断/问题、护理措施。
3. 熟悉口炎的护理评估、常见护理诊断/问题、护理措施。
4. 了解儿童消化系统解剖生理特点、腹泻病的护理目标及护理评价。
5. 学会运用护理程序对腹泻病患儿实施整体护理。

第一节　儿童消化系统解剖、生理特点

（一）口腔

足月新生儿出生时已具有较好的吸吮和吞咽功能,早产儿则较差;婴幼儿唾液腺发育不够完善,口腔黏膜干燥,因此容易损伤和发生局部感染;3～4个月婴儿唾液分泌开始增加,5～6个月时明显增多,但由于口底浅,不能及时吞咽所分泌的唾液,故易发生生理性流涎。

（二）食管

婴儿的食管呈漏斗状,黏膜纤弱,腺体缺乏,弹力组织和肌层不发达,食管下端贲门括约肌发育不完善,控制能力差,易发生胃食管反流。

（三）胃

婴儿胃呈水平位,当开始行走后渐变为垂直位。贲门和胃底部肌张力低,幽门括约肌发育较好,故易发生幽门痉挛而出现呕吐。胃容量在新生儿时为30～60ml,1～3个月时为90～150ml,1岁时为250～300ml,5岁时为700～850ml,成人时约为2000ml。哺乳后不久幽门即开放,胃内容物逐渐流入十二指肠,故实际哺乳量常超过上述胃容量。胃排空时间因食物种类不同而异,水1.5～2小时,母乳2～3小时,牛乳3～4小时。早产儿胃排空慢,易发生胃潴留。

（四）肠

儿童肠管相对比成人长,黏膜血管丰富,小肠绒毛发育较好,有利于消化吸收。但肠黏膜肌层发育差,肠系膜柔软而长,固定差,易发生肠套叠和肠扭转。肠壁薄,通透性高,屏障功能差,故肠内毒素、消化不全产物及过敏原等易通过肠黏膜吸收进入体内,引起全身感染和变态反应性疾病。

（五）肝

年龄愈小,肝相对愈大。婴幼儿肝在右肋下可触及1～2cm,质地软,无压痛,6～7岁后则不易触及。婴儿肝血管丰富,肝细胞再生能力强,不易发生肝硬化,但肝功能不成熟,解毒

能力差,故在感染、缺氧、中毒等情况下易发生肝肿大和变性。

(六)胰腺

新生儿出生时胰液分泌量少,3~4个月时随着胰腺的发育而增多,6个月内胰淀粉酶活性较低,1岁后才接近成人,故不宜过早添加淀粉类食物。婴儿胰脂肪酶和胰蛋白酶的活性均较低,故对脂肪和蛋白质的消化和吸收不够完善,易发生消化不良。

(七)肠道细菌

肠道菌群受食物成分影响,母乳喂养儿以双歧杆菌为主;人工喂养和混合喂养儿肠内的大肠埃希菌、嗜酸杆菌、双歧杆菌及肠球菌所占比例几乎相等。正常肠道菌群对侵入肠道的致病菌有一定的拮抗作用,而婴幼儿肠道正常菌群脆弱,易受许多内、外因素的影响而致菌群失调,导致消化道功能紊乱。

知识窗

肠 道 菌 群

人体肠道内寄生着1000万亿个细菌,它们能影响体重和消化能力,抵御感染和自体免疫疾病的患病风险,还能控制人体对癌症治疗药物的反应。这类细菌称为肠道菌群。对人体健康而言,肠道中的细菌大致可分为三类:一类是有益细菌,如双歧杆菌、乳酸杆菌等,数量最多,是维持人体健康不可缺少的;另一类细菌为中间类型,如大肠杆菌、肠球菌等,正常情况下,它们益多害少;还有一类细菌为致病菌,如产气荚膜杆菌、假单孢菌等,它们害多益少,但数量较少,一般情况下不会致病。当各种因素造成肠道菌群紊乱时,后两类细菌的数量超过正常范围,可对人体造成危害。

(八)健康儿童粪便

1. 母乳喂养儿粪便　黄色或金黄色、糊状,偶有细小乳凝块,或较稀薄、绿色、不臭,每日排便2~4次,呈酸性反应。

2. 人工喂养儿粪便　呈淡黄色或灰黄色,较干稠,有臭味,呈中性或碱性反应,每日排便1~2次,易发生便秘。

3. 混合喂养儿粪便　与人工喂养儿粪便相似,但较软、黄。添加谷类、蛋、肉、蔬菜、水果等食物后,粪便性状逐渐接近成人,每日排便1次。

第二节　口　　炎

 工作情景与任务

导入情景:

王女士给2个月的宝宝喂奶时,发现口腔黏膜出现较多的白色乳凝块样物,遂到医院就诊。接诊护士小张经了解患儿吃奶正常、无流涎、无异常哭闹。

工作任务:

1. 清洁口腔及口腔黏膜涂药。

2. 向家长介绍口炎的预防方法。

口炎(stomatitis)是指口腔黏膜的炎症,若病变仅局限于舌、齿龈、口角亦可称为舌炎、齿龈炎或口角炎,多由病毒、真菌、细菌等引起。多见于婴幼儿。本病可单独发生,亦可继发于全身性疾病如急性感染、腹泻、营养不良、维生素 B 或维生素 C 缺乏等。食具消毒不严、口腔卫生不良或各种疾病导致机体抵抗力下降均有利于口炎发生。

【护理评估】

（一）健康史

评估患儿有无口腔黏膜受损的病史;奶瓶、橡胶奶头是否清洁消毒,哺乳前是否清洁乳头;患儿有无长期腹泻及营养不良等疾病;有无长期应用肾上腺糖皮质激素及广谱抗生素史;有无与疱疹性口炎患儿接触史等。评估患儿是否有烦躁、哭闹、发热、拒乳等症状出现。

（二）身体状况

临床常见口炎包括鹅口疮、疱疹性口炎、溃疡性口炎等(表6-1)。

表6-1 三种常见口炎的临床特点

	鹅口疮（真菌性口炎）	疱疹性口炎	溃疡性口炎
病原	白色念珠菌	单纯疱疹病毒	链球菌,金黄色葡萄球菌等
诱因	新生儿、长期应用抗生素、口腔不洁的儿童,或乳头不洁、乳具污染	抵抗力低下儿童	急性感染,抵抗力低下,口腔不洁的儿童
局部表现	口腔黏膜覆盖白色乳凝块样物,不易拭去,强行剥离后局部黏膜可有渗血	齿龈、舌、唇内、颊黏膜处散在或成簇的小疱疹,周围有红晕,破溃后形成浅溃疡	口腔黏膜可见大小不等的糜烂或溃疡,表面覆盖黄白色纤维素性渗出物
全身表现	无全身症状,患处不痛、不流涎、不影响吃奶	发热、局部疼痛剧烈、拒食、流涎、烦躁,颌下淋巴结肿大,传染性强	发热、局部疼痛、拒食烦躁,局部淋巴肿大
治疗要点	2% 碳酸氢钠溶液先清洁口腔,后涂制霉素混悬液	局部可涂碘苷（疱疹净）,西瓜霜,冰硼散等	可用 3% 过氧化氢溶液清洁口腔,再涂西瓜霜或冰硼散等

（三）心理-社会状况

家长常因患儿口腔疼痛造成的哭闹、烦躁、拒食等症状而焦虑,急于寻求解决办法,愿意接受健康指导。疱疹性口炎因传染性强,常在托幼机构造成流行。

（四）辅助检查

1. 血常规检查　细菌感染可有白细胞增高,以中性粒细胞增高为主,病毒感染白细胞正常或降低。

2. 口腔黏膜渗出物涂片检查,可找到真菌等。

（五）治疗要点

以清洁口腔及局部涂药为主,有继发细菌感染时可用抗生素,发热时可用退热药等对症处理。

【常见护理诊断/问题】

1. 口腔黏膜受损　与口腔感染有关。

2. 疼痛　与口腔黏膜糜烂、溃疡有关。

3. 体温过高　与口腔感染有关。

4. 营养失调:低于机体需要量　与疼痛引起拒食有关。

【护理措施】

（一）促进口腔黏膜修复

1. 清洁口腔　鹅口疮可用 2% 碳酸氢钠溶液,溃疡性口炎可用 3% 过氧化氢溶液,清洗口腔每日 2~4 次,以餐后 1 小时为宜;鼓励患儿多饮水,进食后漱口,以保持口腔黏膜湿润和清洁。对流涎较多者,保持皮肤干燥、清洁,避免引起皮肤湿疹及糜烂。

2. 按医嘱正确涂药　涂药前先清洁口腔,然后用无菌纱布或干棉球放在颊黏膜腮腺管口处或舌系带两侧,以隔断唾液,再用干棉球将病变部黏膜表面吸干后方能涂药,用棉签在溃疡面上滚动式涂药,不可擦拭,涂药后嘱患儿闭口 10 分钟,不可立即漱口、饮水或进食。

（二）减轻疼痛

予温凉、流质或半流质饮食为宜,避免酸、辣、热、粗、硬或过咸等刺激性食物,以减轻疼痛。对疼痛明显者,可按医嘱在进食前局部涂 2% 利多卡因。

（三）维持体温正常

密切监测体温变化,体温超过 38.5℃ 时,给予松解衣服、置冷水袋、冰袋等物理降温,必要时给予药物降温。

（四）保证营养供给

供给高热量、高蛋白、富含维生素的流质或半流质食物,对不能进食者,可静脉补充或给予肠道外营养,以确保能量与液体的供给。

（五）健康指导

教育孩子养成良好的卫生习惯,年长儿应教育其进食后漱口;宣传均衡饮食对提高机体抵抗力的重要性,避免偏食、挑食,培养良好的饮食习惯;指导家长食具专用,患者使用过的食具应煮沸消毒,示教清洁口腔及局部涂药的方法。

第三节　腹　泻　病

 工作情景与任务

导入情景:

姜女士儿子淘淘,2 天前因食欲缺乏、呕吐,自行在家用药,不见好转。现因呕吐加重,同时伴有腹泻 3 次,为蛋花汤样便,到医院就诊。经医生检查诊断为“腹泻病”。

工作任务:

1. 饮食护理。

2. 预防臀红及脱水的发生。

【概述】

腹泻病(diarrhea)是指由多种病原、多种因素引起的,以大便次数增多和大便性状改变为特点的消化道综合征,严重者可引起水、电解质和酸碱平衡紊乱。是我国儿童重点防治的“四病”之一,以 6 个月至 2 岁小儿多见,一年四季均可发病,但夏、秋季发病率最高。

（一）分类

根据腹泻的病因可分为感染性腹泻和非感染性腹泻；根据病程可分为急性腹泻（病程<2周）、迁延性腹泻（病程2周至2个月）和慢性腹泻（病程>2个月）；根据病情分为轻型腹泻和重型腹泻。

（二）病因

1. 易感因素

（1）消化系统发育不成熟：胃酸和消化酶分泌不足，消化酶活性低，对食物耐受性差。

（2）机体防御功能差：婴儿血液中免疫球蛋白、胃肠道SIgA及胃内酸度均较低，对感染的防御能力差。

（3）肠道菌群失调：新生儿出生后尚未建立正常肠道菌群，或因使用抗生素等导致肠道菌群失调而引起肠道感染。

（4）人工喂养：因牛乳中缺乏SIgA、乳铁蛋白、巨噬细胞和粒细胞、溶菌酶等免疫活性物质，且人工喂养的食物和食具易受污染，故人工喂养儿肠道感染发生率明显高于母乳喂养儿。

2. 感染因素

（1）肠道内感染：①病毒感染：儿童腹泻80%由病毒感染引起，以轮状病毒引起的秋冬季腹泻最为常见，其次是埃可病毒和柯萨奇病毒等；②细菌感染（不包括法定传染病）：以致病性大肠埃希菌为多见，多发生在夏季。致腹泻大肠埃希菌包括致病性大肠埃希菌（EPEC）、产毒性大肠埃希菌（ETEC）、侵袭性大肠埃希菌（EIEC）、出血性大肠埃希菌（EGEC）和黏附-集聚性大肠埃希菌（EAEC）。其次是空肠弯曲菌和耶尔森菌等；③真菌感染：以白色念珠菌多见；④寄生虫感染：常见的有蓝氏贾第鞭毛虫、阿米巴原虫和隐孢子虫等。

（2）肠道外感染：因发热及病原体毒素作用使消化功能紊乱，或肠道外感染的病原体（主要是病毒）同时感染肠道，故当患中耳炎、肺炎、上呼吸道感染、泌尿道及皮肤感染时，可伴有腹泻。

 知识窗

抗生素相关性腹泻

抗生素相关性腹泻（antibiotic-associated diarrhea，AAD）是指应用抗生素后发生的、与抗生素有关的腹泻。其病因、发病机制复杂。除一些抗生素可降低碳水化合物的运转和乳糖酶水平外，多数研究者认为，抗生素的使用破坏了肠道正常菌群，是引起腹泻病最主要的病因。肠道菌群紊乱时益生菌数量明显下降，条件致病菌数量异常增多，肠道黏膜屏障损伤，消化吸收、代谢受到影响，从而导致AAD。

杜绝滥用抗生素是预防AAD的关键。

3. 非感染因素

（1）饮食因素：①食饵性因素：喂养不当、食物的质和量不适宜、过早给予淀粉类或脂肪类食物等均可引起腹泻；②过敏因素：个别婴儿对牛奶、大豆及某些食物成分过敏或不耐受而引起腹泻；③其他因素：包括原发性或继发性双糖酶缺乏，乳糖酶的活力降低，肠道对糖的消化吸收不良而引起腹泻。

（2）气候因素：气候突然变冷、腹部受凉使肠蠕动增加；天气过热致消化液分泌减少或吃奶过多，都可诱发消化功能紊乱而引起腹泻。

（三）发病机制

1. 感染性腹泻

（1）病毒性肠炎：病毒感染肠道后，使小肠绒毛上皮细胞受损，导致小肠黏膜回吸收水、电解质能力下降，肠液在肠腔内大量积聚而引起腹泻；同时发生病变的肠黏膜细胞分泌双糖酶不足且活性低，使肠腔内的糖类消化不完全并积滞在肠腔内，肠腔的渗透压增高，出现水样便。

（2）细菌性肠炎：产毒性大肠埃希菌主要通过其产生的肠毒素使水及电解质向肠腔内转移，肠道分泌物增加，导致水样腹泻，侵袭性大肠埃希菌可侵入肠黏膜组织，产生广泛的炎性反应，导致血便或黏液样便。

2. 非感染性腹泻　主要是由饮食不当引起。当摄入食物的质和量突然改变并超过消化道的承受能力时，食物不能被充分消化和吸收而积滞于小肠上部，使肠腔局部酸度减低，有利于肠道下部细菌上移和繁殖，使食物发酵和腐败而产生短链有机酸，致肠腔的渗透压增高，并协同腐败性毒性产物刺激肠壁致肠蠕动增加，引起腹泻，进而发生脱水和电解质紊乱。

【护理评估】

（一）健康史

评估喂养史，如喂养方式、添加辅食及断奶情况；注意有无不洁饮食史、食物过敏史，有无腹部受凉等；有无肠道外感染病史，有无长期应用抗生素史，既往是否有腹泻史等。评估患儿腹泻开始时间，大便次数、颜色、性状、气味及量，有无发热、呕吐、腹痛、腹胀等。

（二）身体状况

1. 轻型腹泻　多由饮食因素或肠道外感染引起。起病可急可缓，以胃肠道症状为主，表现为食欲缺乏，呕吐，大便稀薄或水样，呈黄色或黄绿色，有酸味，每天多在 10 次以内，每次大便量不多，一般无脱水及全身中毒症状。

2. 重型腹泻　多由肠道内感染引起，起病常较急。除有较重的胃肠道症状外，还有明显的脱水、电解质紊乱及全身中毒症状。

（1）胃肠道症状：腹泻频繁，大便呈黄色水样或蛋花汤样，每日大便 10 余次至数十次，呕吐、腹胀、腹痛、食欲缺乏等。

（2）全身中毒症状：发热，体温可达 40℃，烦躁不安或萎靡、嗜睡，进而意识模糊，甚至昏迷、休克等。

（3）水、电解质和酸碱平衡紊乱症状：脱水、代谢性酸中毒、低钾血症、低钙血症及低镁血症等。

1）脱水：由于呕吐、腹泻丢失体液及摄入不足，导致不同程度脱水，分为轻、中、重度脱水（表 6-2）；因腹泻，呕吐时水和电解质丢失的比例不同而导致不同性质的脱水，分为等渗、低渗、高渗性脱水（表 6-3）。

2）代谢性酸中毒：是腹泻患儿最常见的酸碱平衡紊乱类型。由于腹泻丢失大量碱性物质；进食少及肠吸收不良，摄入热量不足，体内脂肪分解增加，产生大量酮体；脱水时血液浓缩，组织灌注不足和缺氧，致乳酸堆积；脱水使肾血流量不足，尿量减少，体内酸性代谢产物滞留体内。故出现不同程度的代谢性酸中毒。可根据二氧化碳结合力（CO_2CP）及临床表现将代谢性酸中毒分为轻、中、重三度（表 6-4）。

表6-2 不同程度脱水的临床表现

	轻度	中度	重度
失水占体重百分比	3%~5%	5%~10%	>10%
精神状态	稍差,稍烦躁	烦躁或萎靡	昏睡甚至昏迷
皮肤弹性	稍差	差	极差
口腔黏膜	稍干燥	干燥	极干燥
前囟和眼窝	稍凹陷	明显凹陷	极凹陷
眼泪	有	少	无
尿量	稍减少	明显减少	极少或无尿
酸中毒及休克征	无	不明显	明显

表6-3 不同性质脱水的临床表现

	等渗性脱水	低渗性脱水	高渗性脱水
病因	呕吐、腹泻临床最多见	营养不良伴腹泻	腹泻时补含钠液过多,高热、大量出汗,入水少。较少见
水、电解质丢失比例	大致相同	电解质丢失多于水丢失	水丢失多于电解质丢失
血清钠浓度	130~150mmol/L	<130mmol/L	>150mmol/L
皮肤弹性	稍差	极差	尚可
口渴	明显	不明显	极明显,烦渴
血压	低	显著降低,易发生休克	正常或稍低
神志	精神萎靡	嗜睡、昏迷或惊厥	烦躁、肌张力增高、惊厥

表6-4 代谢性酸中毒的分度

	轻度	中度	重度
$CO_2CP(mmol/L)$	18~13	13~9	<9
精神状态	正常	精神萎靡、烦躁不安	昏睡、昏迷
呼吸改变	呼吸稍快	呼吸深大	呼吸深快、节律不整、有烂苹果味
口唇颜色	正常	樱红	发绀

3）电解质紊乱:①低钾血症:腹泻、呕吐时丢失钾及钾摄入不足;输入不含钾的溶液后,随着脱水的纠正,血钾被稀释;酸中毒纠正后和输入的葡萄糖合成糖原等,钾由细胞外向细胞内转移;利尿后钾排出增加。故低钾血症易发生于纠正脱水、酸中毒过程中或之后。当血清钾离子低于3.5mmol/L时,出现低钾血症表现,如精神不振,全身乏力,腱反射减弱或消失;腹胀、肠鸣音减弱,以致出现肠麻痹;心率增快、心音低钝、心电图出现U波,重者可出现心律失常而危及生命。②低钙血症和低镁血症:由于腹泻患儿进食少、吸收不良、大便中丢失钙、镁离子等因素,可使体内钙、镁离子减少,活动性佝偻病和营养不良患儿更多见。当脱水、酸中毒纠正后易出现手足搐搦和惊厥,极少数病程长和营养不良患儿输液后出现震颤、抽搐,补钙治疗无效时应考虑有低镁血症的可能。

3. 几种常见类型肠炎的临床特点(表6-5)

表6-5 几种常见类型肠炎的临床特点

	发病特点	大便特点	全身症状	大便检查
轮状病毒肠炎(又称秋季腹泻)	以秋冬季节发病为多,发病年龄以6个月至2岁多见	黄色水样或蛋花汤样,无腥臭味	常伴有上呼吸道感染症状,如发热、咳嗽等	无黏液脓血便,镜检多无异常
致病性和产毒性大肠埃希菌肠炎	多见于夏季	蛋花汤样便,含有黏液	可伴发热、脱水、电解质紊乱和酸中毒	少量白细胞
侵袭性大肠埃希菌肠炎	多见于夏季	大便呈黏液脓血便,有腥臭味	常伴腹痛、里急后重及全身中毒症状,甚至休克	大量红细胞、白细胞、脓细胞
金黄色葡萄球菌性肠炎	多由于长期使用广谱抗生素引起菌群失调	大便暗绿色海水样,黏液多,少数为血便	不同程度的全身中毒症状,脱水、电解质紊乱,甚至休克	可见大量脓细胞、红细胞、白细胞
真菌性肠炎	常见细菌为白色念珠菌,多见2岁以下菌群失调者	稀黄,泡沫多带黏液,有时可见豆腐渣样细块	病程迁延,常伴鹅口疮	可见真菌孢子和假菌丝

4. 迁延性腹泻和慢性腹泻 多与营养不良和急性期治疗不彻底有关,以人工喂养儿、营养不良儿多见。表现为腹泻迁延不愈,病情反复,大便次数和性质不稳定。由于营养不良儿腹泻时易迁延不愈,持续腹泻又加重了营养不良,易继发维生素缺乏、感染等。

5. 生理性腹泻(physiological diarrhea) 多见于6个月以内的婴儿,外观虚胖,常有湿疹,表现为生后不久即出现腹泻,但除大便次数增多外,无其他症状,食欲好,不影响生长发育,添加辅食后,大便即逐渐转为正常。近年研究发现此类腹泻可能为乳糖不耐受的一种特殊类型。

(三)心理-社会状况

评估家长对本病的认知程度,是否缺乏对儿童喂养、饮食卫生、疾病护理等方面知识,是否因担心危重患儿的预后而焦虑。

(四)辅助检查

1. 大便常规检查 细菌感染引起腹泻者,大便可见较多白细胞和红细胞。

2. 血液生化检查 血钠测定可了解脱水的性质;血钾测定可了解有无低钾血症;血气分析或二氧化碳结合力测定可了解体内酸碱平衡失调的性质及程度。

3. 病原学检查 细菌性肠炎大便培养可检出致病菌;真菌性肠炎大便镜检可见真菌孢子和菌丝;病毒性肠炎可做病毒分离等检查。

(五)治疗要点

治疗原则为调整饮食,预防和纠正脱水,合理用药,控制感染,预防并发症。

1. 调整饮食 继续进食,需根据病情进行适当调整,严重呕吐者,可暂禁食4~6小时,但不禁水。

2. 纠正水、电解质及酸碱平衡紊乱 无脱水者口服ORS溶液预防脱水,有脱水者可口

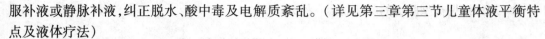

服补液或静脉补液,纠正脱水、酸中毒及电解质紊乱。(详见第三章第三节儿童体液平衡特点及液体疗法)

3. 药物治疗

(1) 控制感染:病毒性肠炎以饮食疗法和支持疗法为主,一般不用抗生素。细菌性肠炎可选用敏感抗生素积极控制感染。

(2) 微生态疗法:有助于恢复肠道正常菌群的生态平衡,抵御病原菌侵袭,控制腹泻,常用枯草杆菌二联活菌颗粒(妈咪爱)或双歧杆菌乳杆菌三联活菌片(金双歧)等剂。

(3) 肠黏膜保护剂:腹泻与肠黏膜屏障功能破坏有密切关系,因此维护和修复肠黏膜屏障功能是治疗腹泻的方法之一,常用蒙脱石散(思密达)。

(4) 补锌治疗:WHO/联合国儿童基金会建议,对于急性腹泻患儿,年龄>6 个月者,应每日给予元素锌 20mg;年龄<6 个月者,应每日给予元素锌 10mg。疗程为 10~14 天,可缩短病程。常用葡萄糖酸锌口服液。

(5) 对症治疗:早期一般不宜用止泻剂,因止泻会增加毒素的吸收。腹胀明显者可肌注新斯的明或行肛管排气;呕吐严重者可肌注氯丙嗪或针刺足三里等。

4. 预防并发症 迁延性、慢性腹泻常伴营养不良或其他并发症,必须采取综合治疗措施。

【常见护理诊断/问题】

1. 腹泻 与感染、喂养不当、肠道功能紊乱等有关。

2. 体液不足 与腹泻、呕吐致体液丢失过多和摄入不足有关。

3. 有皮肤完整性受损的危险 与大便刺激臀部皮肤有关。

4. 知识缺乏:家长缺乏喂养知识及相关的护理知识。

【护理目标】

1. 患儿排便次数减少至正常。

2. 患儿腹泻、呕吐逐渐好转,脱水纠正。

3. 皮肤保持完好无损,不发生臀红。

4. 家长能掌握儿童喂养知识及腹泻的预防、护理知识。

【护理措施】

(一) 减轻腹泻

1. 调整饮食 母乳喂养者可继续哺乳,暂停辅食;人工喂养者,可予以米汤或稀释牛奶等,待腹泻次数减少后逐步过渡到正常饮食;病毒性肠炎多有双糖酶缺乏,可暂停乳类喂养,改用酸奶、豆浆等。腹泻停止后逐渐恢复营养丰富的饮食,并每日加餐 1 次,共 2 周。

2. 防止交互感染 感染性腹泻患儿应进行消化道隔离,护理患儿前、后应洗手并消毒,患儿用的餐具亦应严格消毒,防止交互感染。

3. 按医嘱用药 对细菌感染者,按医嘱予以应用敏感、有效抗生素。

(二) 液体疗法的护理

1. 口服补液 适用于腹泻预防脱水和纠正轻、中度脱水。口服补液盐(ORS 液)的正确喂服方法:2 岁以下患儿每 1~2 分钟喂 5ml,年长儿可以用杯子少量多次饮用;服用期间让患儿适当多饮温开水,防止高钠血症的发生;密切观察病情,如患儿出现眼睑水肿,应停止服用 ORS 溶液,改为白开水口服。

2. 静脉补液

（1）补液前的准备阶段

1）补液前全面了解患儿的病史、病情、补液目的及其临床意义。熟悉常用液体的种类、成分及配制。

2）做好家长工作，取得配合，对于患儿要做好鼓励与解释，以消除其恐惧心理，不合作患儿加以适当的约束或给予镇静剂。

（2）输液过程中的注意事项

1）按医嘱要求全面安排 24 小时的输液总量，本着急需先补、先快后慢、先浓后淡、先盐后糖、见尿补钾、防惊补钙的原则分批输入。

2）严格掌握输液速度，明确每小时输液量，计算出每分钟输液滴数，有条件者最好使用输液泵。

3）严密观察病情：①监测生命体征，如体温、脉搏、呼吸、血压等。观察并记录大便次数、颜色、性状、量，做好动态比较，为输液方案和治疗提供可靠依据。②观察有无代谢性酸中毒、低钾血症和低钙血症，如患儿出现精神萎靡、口唇樱红、呼吸深大、呼出的气体有丙酮味、血二氧化碳结合力降低时，提示代谢性酸中毒；出现全身乏力、肌张力下降、反应迟钝、恶心、呕吐、腹胀、肠鸣音减弱或消失时，提示低钾血症；出现惊厥、手足搐搦时，提示低钙血症。应及时报告医生，予以相应处理。

（3）准确记录出入液体量。24 小时液体出入量包括口服液体和胃肠道外补液量。液体出量包括尿、大便和不显性失水。补液过程中，应准确记录 24 小时出入液体量。

（三）维持皮肤完整性

用吸水性强、柔软布质或纸质尿布，勤更换，避免使用不透气塑料布或橡皮布；尿布清洗后消毒；观察记录患儿皮肤受损的情况，保持臀部皮肤清洁干燥，每次便后用温水清洗臀部后蘸干，涂植物油保护皮肤，防止臀红。如已发生臀红，按臀红护理。（见第三章第四节儿科常用护理技术）

（四）健康指导

1. 向家长介绍腹泻的病因、治疗、预防和护理要点。说明调整饮食的重要性。指导家长配制和使用 ORS 溶液，强调应少量多次饮用，呕吐不是禁忌证。

2. 指导合理喂养，提倡母乳喂养，避免在夏季断奶，按时逐步添加换乳期食物，防止过食、偏食及饮食结构突然变动。注意饮食卫生，食具要定时消毒。教育儿童饭前、便后洗手，勤剪指甲，培养良好的卫生习惯。加强体格锻炼，适当户外活动。注意气候变化，防止受凉或过热。避免长期滥用广谱抗生素。

【护理评价】

患儿排便次数是否减少至正常；脱水是否纠正；患儿臀部皮肤是否保持完好无损；家长能否掌握儿童喂养知识及腹泻的预防、护理知识。

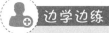 边学边练

实践5 消化系统疾病患儿的护理

（张云霞）

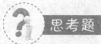 **思考题**

1. 患儿,男,6个月,因发热、咳嗽,在当地诊所就诊,予以口服抗生素治疗7天,病情好转。今日家长发现患者口腔黏膜有白色乳凝块样物,不易拭去,而来医院就诊。

问题:

（1）引起患儿口腔病变的病原体是什么？

（2）该患儿存在的首优护理问题是什么？

（3）为患儿进行口腔护理时应选用哪种溶液？

2. 患儿,男,8个月,呕吐、腹泻3天,每天大便6～8次,为水样便,每次量较多,无腥臭味,皮肤稍干燥,弹性稍差,前囟、眼窝稍凹陷,心肺无异常,臀部皮肤潮红,无皮疹,无溃烂。血生化检查:血清钠134mmol/L,血清钾3.4mmol/L。

问题:

（1）该患儿存在的护理问题主要有哪些？

（2）如何给患儿进行臀部皮肤护理？

（3）如何做好患儿的补液护理？

第七章　呼吸系统疾病患儿的护理

学习目标

1. 具有高度的责任心和耐心,体谅患病儿童家长的心情,严谨的工作态度,动作轻柔,体现对患病儿童的关心和爱护。
2. 掌握急性上呼吸道感染、急性感染性喉炎、肺炎患儿的护理评估、常见护理诊断/问题、护理措施。
3. 熟悉支气管炎患儿的护理评估、常见护理诊断/问题、护理措施及肺炎概述。
4. 了解儿童呼吸系统解剖、生理特点及肺炎患儿的护理目标、护理评价。
5. 学会运用护理程序为呼吸系统患儿实施整体护理,并为儿童、家庭、社区提供保健指导和宣传教育。

第一节　儿童呼吸系统解剖、生理特点

呼吸系统疾病是儿童门诊及住院诊疗中最常见的疾病,也是导致 5 岁以下儿童因疾病死亡的常见原因,儿童呼吸系统疾病的发生与其呼吸系统的解剖、生理特点有关。

一、解剖特点

呼吸系统以环状软骨为界划分为上呼吸道、下呼吸道。上呼吸道包括鼻、鼻窦、咽、咽鼓管、会厌、喉;下呼吸道包括气管、支气管及肺泡。

(一) 上呼吸道

1. 鼻及鼻窦　婴幼儿鼻腔相对短小,后鼻道狭窄,黏膜柔嫩,血管丰富,且婴儿无鼻毛,易受感染。感染发生时黏膜充血、水肿易堵塞鼻腔而发生呼吸困难和影响吸吮。儿童鼻窦黏膜与鼻腔黏膜相延续,鼻窦口相对较大,急性鼻炎时常可累及鼻窦,其中以上颌窦和筛窦最易感染。婴儿的鼻泪管短,瓣膜发育不全,鼻腔感染易引起结膜炎症。

2. 鼻咽及咽部　婴幼儿鼻咽及咽部相对狭窄且垂直。咽扁桃体生后 6 个月已发育,腭扁桃体 1 岁末才逐渐增大,4～10 岁时发育达高峰,14～15 岁后又逐渐退化,因此扁桃体炎常见于年长儿。咽部富有淋巴组织,感染时可发生咽后壁脓肿。婴幼儿的咽鼓管宽、直、短,呈水平位,故鼻咽炎时易致中耳炎。

3. 喉　儿童喉部狭窄,呈漏斗形,软骨柔软,黏膜柔嫩,富有血管及淋巴组织,故炎

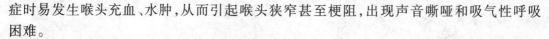

症时易发生喉头充血、水肿,从而引起喉头狭窄甚至梗阻,出现声音嘶哑和吸气性呼吸困难。

(二) 下呼吸道

1. 气管、支气管　婴幼儿气管和支气管的管腔相对狭窄,软骨柔软,缺乏弹力组织,黏膜血管丰富,黏液腺分泌不足,纤毛清除能力弱,因此易发生感染并导致呼吸道不畅。右侧支气管粗短,为气管的直接延伸,走向垂直,异物易进入右支气管,引起肺不张或肺气肿,甚至肺炎。

2. 肺　婴幼儿肺组织发育尚未完善,肺弹力纤维发育差,血管丰富,毛细血管和淋巴组织间隙较成人宽,间质发育旺盛,肺泡数量较少,使肺含血量多而含气量少,易发生肺部感染,感染时又易引起间质性炎症、肺不张或肺气肿等。

(三) 胸廓和纵隔

婴幼儿胸廓较短、呈圆桶状,肋骨呈水平位,膈肌位置较高,胸腔小,呼吸肌发育较差。呼吸时胸廓运动幅度小,肺的扩张受限,影响通气和换气,易发生呼吸困难。儿童的纵隔相对成人较大,周围组织松软,富有弹性,在气胸或胸腔积液时易发生纵隔移位。

二、生理特点

1. 呼吸频率和节律　儿童生长发育快,代谢旺盛,需氧量高,因解剖特点,呼吸量受到一定限制,所以只能通过增加呼吸频率来满足机体代谢需要。年龄越小,呼吸频率越快。新生儿(尤其早产儿)及生后数月内小婴儿,因呼吸中枢发育尚未成熟,呼吸调节功能不完善,易出现呼吸节律不整,甚至呼吸暂停。各年龄阶段儿童呼吸频率见表7-1。

表7-1　各年龄阶段儿童呼吸、脉搏频率(次/分)

年龄阶段	呼吸	脉搏
~28 天	40 ~50	120 ~140
~1 岁	30 ~40	110 ~130
~3 岁	25 ~30	100 ~120
~7 岁	20 ~25	80 ~100
~14 岁	18 ~20	70 ~90

儿童呼吸频率受诸多因素影响,测量时应在儿童安静或睡眠时进行。

2. 呼吸类型　婴幼儿呼吸肌发育不全,胸廓的活动范围小而膈肌活动明显,呈腹膈式呼吸。随着年龄增长,开始出现胸腹式呼吸。

3. 呼吸功能　儿童各项呼吸功能的储备能力较低,儿童肺活量 50 ~70ml/kg。儿童的年龄愈小,肺容量愈小,潮气量也愈小,儿童的潮气量约为 6ml/kg。儿童气道管腔小,气道阻力大,随着气道管腔的发育阻力逐渐减低。

4. 血气分析　新生儿和婴幼儿难以进行肺功能检查,可通过血气分析了解血氧饱和度水平和血液酸碱平衡状态。儿童动脉血气分析正常值见表7-2。

表7-2 儿童动脉血气分析正常值

项目	~28 天	~2 岁	~14 岁
pH	7.35 ~ 7.45	7.35 ~ 7.45	7.35 ~ 7.45
PaO_2 (mmHg)	60 ~ 90	80 ~ 100	80 ~ 100
$PaCO_2$ (mmHg)	30 ~ 35	30 ~ 35	35 ~ 45
HCO_3^- (mmol/L)	20 ~ 22	20 ~ 22	22 ~ 24
H^+ (mmol/L)	35 ~ 50	35 ~ 50	35 ~ 50
BE (mmol/L)	−6 ~ +2	−6 ~ +2	−4 ~ +2
SaO_2 (%)	90 ~ 97	95 ~ 97	96 ~ 98

三、免疫特点

儿童呼吸道的非特异性免疫功能和特异性免疫功能均较低。婴幼儿的咳嗽反射和气道纤毛运动功能差,不能有效清除气道内异物颗粒、尘埃及黏液等;体内的免疫球蛋白(lgA、IgG)含量较低,尤其以分泌型 IgA(SlgA)为低;肺泡巨噬细胞功能不足,乳铁蛋白、溶菌酶、干扰素、补体等的数量和活性不足,故儿童尤其婴幼儿易患呼吸道感染。

第二节 急性上呼吸道感染

 工作情景与任务

导入情景:

欢欢,10 个月,在家发热、鼻塞、流涕,吃奶哭闹 2 天。一天来出现摇头、手抓耳,哭闹加剧,来院就诊。护士检查:体温达 39.5℃,咽红,心肺无异常。

工作任务:

1. 对患儿进行降温护理。
2. 预防热性惊厥。
3. 做好中耳炎的防治。

急性上呼吸道感染(acute upper respiratory infection,AURI)简称"上感",俗称"感冒",主要是指各种病原引起上呼吸道的急性感染。本病是儿童时期最常见的疾病,一年四季均可发生,以冬、春季节及气候骤变时多见。

上呼吸道感染 90% 以上是由病毒引起,主要有鼻病毒、呼吸道合胞病毒、流感病毒、副流感病毒、腺病毒等,柯萨奇病毒、埃可病毒、冠状病毒等也可引起上呼吸道感染。少数可由细菌引起,最常见的是溶血性链球菌,其次为肺炎链球菌、流感嗜血杆菌等,肺炎支原体也可引起上呼吸道感染。经病毒感染后,可继发细菌感染。

上呼吸道感染因解剖生理和免疫特点多见于婴幼儿时期,患有维生素 D 缺乏性佝偻病、营养不良、贫血等疾病,或儿童生活的环境不良如居室拥挤、通风不良、阳光不足、空气严重

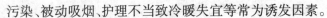

污染、被动吸烟、护理不当致冷暖失宜等常为诱发因素。

【护理评估】

（一）健康史

详细询问近期有无因护理不当而"受凉"，有无气候骤变，询问病前有无接触呼吸道感染患儿的病史，询问有无反复呼吸道感染史，既往有无营养障碍性疾病、贫血等病史。

（二）身体状况

潜伏期 1~3 天，临床表现的轻重、缓急程度与年龄大小、体质强弱、病原体及病变部位不同有关。

1. 一般类型的上感

（1）症状

1）局部症状：鼻塞、流涕、喷嚏、咽部不适、咽痛、干咳等，多于 3~4 天内自愈。新生儿和小婴儿常可因鼻塞而出现张口呼吸或拒乳。

2）全身症状：发热、头痛、全身不适、乏力等，部分患儿发病早期可有阵发性腹痛，与发热所致的肠痉挛、肠蠕动增强、肠系膜淋巴结炎有关。如腹痛严重或持续存在，注意与急性阑尾炎相鉴别。

婴幼儿起病急，以全身症状为主，局部症状较轻，常有消化道症状。多有发热，体温可高达 39~40℃，持续 2~3 天至 1 周左右，起病 1~2 天内可因发热引起惊厥。年长儿以局部症状为主，全身症状轻，仅轻度发热。

（2）体征：检查可见咽部充血，咽后壁淋巴滤泡肿大，扁桃体可肿大、充血并有渗出物，颈部及颌下淋巴结肿大、触痛。感染蔓延至邻近器官如鼻窦、中耳、眼结膜时，可有相应的体征。肠道病毒引起者可出现不同形态的皮疹。肺部听诊多数正常。

2. 两种特殊类型上感

（1）疱疹性咽峡炎（herpangina）：是由柯萨奇病毒 A 组引起，好发于夏秋季，可散发或流行，传染性强，潜伏期约 4 天。起病急，高热，咽痛，咽部充血，咽腭弓、悬雍垂、软腭等处可见数个至十数个直径 2~4mm 疱疹，周围有红晕，疱疹破溃后形成小溃疡。病程 1 周左右。

（2）咽-结合膜热（pharyngo-conjunctival fever）：由腺病毒 3、7 型引起，常发生于春夏季，可造成集体儿童机构中流行。临床以发热、咽炎、结膜炎为特征。体检可见一侧或双侧眼结膜炎，枕部、耳后、颌下等处淋巴结肿大。病程 1~2 周。

 知识窗

禽 流 感

禽流感病毒属正黏病毒科甲（A）型流感病毒属，常见形状为球形，直径 80~120nm，有包膜。其病毒基因组为分节段单股负链 RNA，分型及毒力依据外膜血凝素（HA）和神经氨酸酶（NA）蛋白抗原性，目前已鉴定出 15 个 HA 亚型（H1~H15），9 个 NA 亚型（N1~N9）。禽流感病毒可分为高、低和非致病性三大类，其中高致病性禽流感是由 H5 和 H7 亚毒株引起。2013 年 3 月 30 日，我国确诊了 3 例人感染 H7N9 禽流感病例，这是全球首次发现的人感染 H7N9 禽流感病例。人感染高致病性禽流感是《传染病防治法》中规定的按甲类传染病采取预防控制措施的乙类传染病。

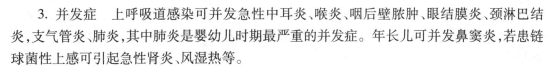

3. 并发症 上呼吸道感染可并发急性中耳炎、喉炎、咽后壁脓肿、眼结膜炎、颈淋巴结炎,支气管炎、肺炎,其中肺炎是婴幼儿时期最严重的并发症。年长儿可并发鼻窦炎,若患链球菌性上感可引起急性肾炎、风湿热等。

（三）心理-社会状况

了解患儿既往呼吸道感染时的经历,评估家长对急性上呼吸道感染的病因和防护知识的了解程度,家长是否有焦虑、恐惧、抱怨等不良心理反应。评估患儿居住环境及家长的护理状况。

（四）辅助检查

病毒感染时外周血白细胞计数偏低或正常,细菌感染时白细胞计数和中性粒细胞增高,但体弱儿或严重病例可减少。鼻咽分泌物病毒分离、抗体和血清学检查可明确病原。

（五）治疗要点

上呼吸道感染患儿应休息、多饮水,预防并发症的发生。病毒感染者可给予利巴韦林3～5天或中药等,流行性感冒在病初口服磷酸奥司他韦。如病情严重,继发细菌感染或发生并发症者,可用抗生素。如为链球菌感染或既往有肾炎或风湿热病史者,应用青霉素或红霉素10～14天。高热者给予物理降温或药物降温,惊厥者给予镇静、止惊处理,咽痛者给口服咽喉片等对症治疗。

【常见护理诊断/问题】

1. 舒适度改变:咽痛、鼻塞 与上呼吸道炎症有关。

2. 体温过高 与病毒或细菌感染有关。

3. 潜在并发症:热性惊厥、中耳炎等。

【护理措施】

（一）提高舒适度

1. 维持适宜的环境 保持室温18～22℃,相对湿度50%～60%,以减少空气对呼吸道黏膜的刺激。

2. 保持口腔清洁 婴幼儿饭后喂少量的温开水以清洗口腔,年长儿饭后漱口,以减少食物残留。

3. 保持呼吸道通畅 及时清除鼻腔及咽喉部分泌物和干痂,保持鼻孔周围的清洁,并用凡士林、液状石蜡等涂抹鼻黏膜,以减轻分泌物的刺激;嘱患儿不要用力擤鼻,以免引起中耳炎。鼻塞严重妨碍吸吮时,可在哺乳前15分钟用0.5%麻黄碱液滴鼻,每次1～2滴,每日2～3次,使鼻腔通畅,保证吸吮。咽部不适时可给予润喉含片或雾化吸入。

（二）维持正常体温

保证营养和水分供给;体温超过38.5℃时给予物理降温,或布洛芬等药物降温;遵医嘱给予抗病毒或抗生素药物以控制炎症。

（三）防止并发症

1. 防止惊厥 密切观察病情变化,有可能发生惊厥的患儿应加强巡视,密切观察体温变化,床边设置床档,以防患儿坠床,备好急救物品和药品。

2. 防止中耳炎 观察病情变化,发现中耳炎早期表现,如患儿出现哭闹不安、用手抓

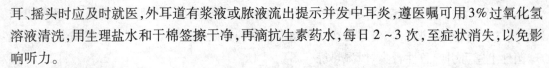

耳、摇头时应及时就医,外耳道有浆液或脓液流出提示并发中耳炎,遵医嘱可用3%过氧化氢溶液清洗,用生理盐水和干棉签擦干净,再滴抗生素药水,每日2~3次,至症状消失,以免影响听力。

（四）健康指导

向家长介绍急性上呼吸道感染的护理要点,并教会家长相应的应对技巧。介绍观察并发症的早期表现,发现异常,及时就医;加强体格锻炼,适当进行户外活动,合理喂养小儿,及时添加辅食,定期预防接种。

第三节 急性感染性喉炎

 工作情景与任务

导入情景:

1岁小朋友琳琳,在家时出现声音嘶哑、犬吠样咳嗽、呼吸费力。妈妈带来医院就诊,护士小张接诊时发现琳琳呼吸困难明显,可见三凹征,心率加快,急测体温38℃。急忙报告医生。

工作任务:

1. 对患儿进行监护。

2. 做好雾化吸入的护理。

急性感染性喉炎(acute infectious laryngitis)为喉部黏膜急性弥漫性炎症,以犬吠样咳嗽、声音嘶哑、喉鸣和吸气性呼吸困难为特征,多发生于冬春季节,婴幼儿多见。

儿童急性感染性喉炎由病毒或细菌感染引起,常见病毒为副流感病毒Ⅰ型、流感病毒A及B型、呼吸道合胞病毒、腺病毒等,有时可在麻疹、百日咳、白喉等急性传染病的病程中并发。细菌为溶血性链球菌、肺炎链球菌、金黄色葡萄球菌等。婴幼儿喉腔狭小,软骨柔软,黏膜血管丰富,炎症时易充血、水肿而出现喉梗阻。

【护理评估】

（一）健康史

详细询问病史,了解病前有无急性呼吸道传染病接触史,有无呼吸道感染史。询问有无呼吸困难及发病后用药情况等。

（二）身体状况

1. **症状** 起病急,症状重,可有不同程度的发热、犬吠样咳嗽、声音嘶哑、吸气性喉鸣。一般白天症状轻,夜间入睡后加重,起病3~4天症状最严重,1周左右缓解。

2. **体征** 咽部充血,轻者呼吸音及心率无改变,重者可在肺部闻及喉传导音或管状呼吸音,心率加快,三凹征。严重梗阻者可出现烦躁不安、面色苍白、发绀、心率加快、明显三凹征及奇脉;呼吸音减弱甚至几乎消失仅有气管传导音,因呼吸无力三凹征不明显,心音低钝,心律不齐。若抢救不及时,可窒息死亡。

临床上按吸气性呼吸困难的轻重,将喉梗阻分为四度(表7-3)。

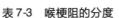

表7-3 喉梗阻的分度

分度	临床症状	体征
Ⅰ度	犬吠样咳嗽、声音嘶哑、仅于活动后出现吸气性喉鸣	呼吸音及心率无改变,活动后出现呼吸困难
Ⅱ度	犬吠样咳嗽、声音嘶哑安静时有喉鸣	可闻喉传导音或管状呼吸音,心率加快,安静时吸气性呼吸困难
Ⅲ度	明显声音嘶哑、喉鸣、双眼圆睁,惊恐状,多汗	吸气性呼吸困难,烦躁不安、口唇发绀、呼吸音明显减弱,心音低钝,心率快
Ⅳ度	渐显衰竭,昏睡状态,无力呼吸,	面色苍白发灰,呼吸音几乎消失,仅有气管传导音,心音低钝,心律不齐

（三）心理-社会状况

评估家长对急性感染性喉炎的病因和防护知识的了解程度,家长是否有焦虑、恐惧、抱怨等不良心理反应。评估患儿居住环境及家庭经济状况,家长对患儿的护理能力等。

（四）辅助检查

病毒感染时外周血白细胞计数偏低或正常,细菌感染时外周血白细胞计数和中性粒细胞增高;咽分泌物病毒分离、血清学检查及培养可明确病原。间接喉镜检查可见喉部及声带充血水肿。

（五）治疗要点

保持呼吸道通畅,缺氧者给予吸氧;选择敏感抗生素控制感染,常用青霉素类、头孢菌素类;肾上腺皮质激素有抗炎和抑制变态反应,减轻喉头黏膜水肿,Ⅱ度以上喉梗阻患儿静脉滴注和（或）雾化吸入糖皮质激素;烦躁不安者可用异丙嗪镇静,不宜使用氯丙嗪和吗啡;痰多者可选用祛痰剂。经上述处理后仍严重缺氧或有Ⅲ度以上喉梗阻者,应及时进行气管切开术。

【常见护理诊断/问题】

1. 低效性呼吸型态　与喉头水肿有关。
2. 有窒息的危险　与喉梗阻有关。
3. 体温过高　与感染有关。

【护理措施】

（一）改善呼吸功能

保持呼吸道通畅,保持室内空气新鲜,温、湿度适宜;置患儿舒适体位,及时吸氧;保持安静;保证患儿水分的摄入,降低分泌物的黏稠度;遵医嘱给予糖皮质激素雾化吸入,有利于缓解喉头水肿。

（二）预防窒息

严密观察病情变化,观察患儿的呼吸、心率、精神状态、呼吸困难的程度,做好气管切开的准备,以备急救;及时清理呼吸道分泌物。

（三）维持正常体温

详见本章第二节急性上呼吸道感染。

（四）健康指导

及时向家长解释病情的发展和可能采取的治疗方案,并教会家长相应的应对技巧以正确护理患儿,如夜间病情突然加重,可将患儿带到打开淋浴的浴室以吸入湿润的空气,并及早就诊;介绍观察喉梗阻的早期表现,一旦发现异常,及时就医;加强体格锻炼,适当进行户外活动,定期预防接种。

第四节 急性支气管炎

急性支气管炎(acute bronchitis)是指各种病原体引起支气管黏膜的感染,因气管常同时受累,故称为急性气管支气管炎(acute tracheobronchitis)。常继发于上呼吸道感染或为急性呼吸道传染病的一种表现,是儿童常见的呼吸道疾病,婴幼儿多见。

凡能引起上呼吸道感染的病原体都可引起急性支气管炎。免疫功能低下、特异性体质、维生素 D 缺乏性佝偻病、营养不良等易致本病反复发生,儿童生活的环境不良、护理不当等常为诱发因素。

【护理评估】

(一) 健康史

详细询问有无湿疹、过敏史,本次病前有无上呼吸道感染史、呼吸道传染病接触史,是否发生过喘息,发病后的用药情况等,询问有无反复感染史。

(二) 身体状况

起病可急可缓。主要表现为发热和咳嗽。发热高低不一,体温多在38.5℃左右,部分病儿可不发热。咳嗽起初为刺激性干咳,以后有痰。咳重时可引起呕吐,一般无气促、发绀。多无全身症状,部分患儿有乏力、食欲缺乏、睡眠不安、全身不适、胸痛等症状。婴幼儿常有呕吐、腹泻等消化道症状。肺部听诊呼吸音粗糙,或有不固定的散在的干、湿啰音。婴幼儿有痰不易咳出,咽喉部或肺部闻及痰鸣音。

婴幼儿可发生一种特殊类型的支气管炎,称为喘息性支气管炎又称哮喘性支气管炎(asthmatic bronchitis)。患儿除上述一般支气管炎症状外,还伴有类似哮喘的症状。主要特点为:①多见于3岁以下,有湿疹或其他过敏史的患儿;②常继发于上感之后,咳嗽频繁,有呼气性呼吸困难、喘息,夜间或清晨较重,或在哭闹、活动后加重,肺部叩诊呈过清音或鼓音,两肺可闻及呼气性喘鸣音及少量粗湿啰音;③有反复发作倾向,随年龄增长,复发次数减少,于4~5岁前痊愈,少数可发展为支气管哮喘;④血嗜酸性粒细胞与血清特异性 IgE 可升高。

(三) 心理-社会状况

评估家长对急性支气管炎的病因和防护知识的了解程度,家长是否有焦虑、恐惧、抱怨等不良心理反应。评估患儿居住环境,患儿既往有无住院经历及反复发病情况等。

(四) 辅助检查

外周血白细胞总数及分类大多在正常范围内,细菌感染时增高。胸部 X 线检查,显示肺纹理增粗、肺门阴影增深或无异常改变。

(五) 治疗要点

主要是对症治疗和控制感染。祛痰可口服 N-乙酰半胱氨酸、氨溴索等,一般不用镇咳剂以免抑制咳嗽反射,影响排痰。有喘息症状者可雾化吸入 β_2 受体激动剂,严重者可短期使用糖皮质激素。烦躁不安者可与镇静剂合用。年幼、体弱儿有发热、痰多而黄,考虑为细菌感染时,应使用抗生素,如青霉素类、大环内酯类等。

【常见护理诊断/问题】

1. 舒适度改变:频繁咳嗽、胸痛 与支气管炎症有关。
2. 体温过高 与病毒或细菌感染有关。
3. 清理呼吸道无效 与痰液黏稠不易咳出有关。

【护理措施】

（一）提高舒适度

1. 维持适宜的环境　保持室内空气新鲜,温湿度适宜,室温 18 ~ 22℃,相对湿度 50% ~ 60%。患儿应注意休息,避免剧烈的活动及游戏,以防咳嗽加重。

2. 保持口腔清洁　患儿发热、咳嗽、痰多且黏稠,咳嗽剧烈时常引起呕吐等,要保持口腔卫生,以增加舒适感。婴幼儿饭后喂少量的温开水以清洗口腔,年长儿在晨起、餐后、睡前漱口。

3. 保证充足的水分及营养　鼓励患儿多饮水,使痰液稀释易于咳出。鼓励患儿进食,但应少量多餐,以免因咳嗽引起呕吐。给予营养丰富、易消化的富含维生素的饮食。

（二）维持正常体温

详见本章第二节急性上呼吸道感染。

（三）保持呼吸道通畅

鼓励患儿有效咳嗽,对咳嗽无力的患儿,经常更换体位,拍背,促使呼吸道分泌物的排出;适当提高室内的空气湿度,湿润呼吸道,也可配合超声雾化吸入;遵医嘱给予抗生素、止咳祛痰剂、平喘剂,并注意观察药物的疗效及不良反应。

（四）健康指导

向家长介绍急性支气管炎的护理要点,并教会家长应对技巧。介绍观察呼吸困难的早期表现,一旦异常,及时就医;加强体格锻炼,适当进行户外活动,定期预防接种。

第五节　肺　　炎

 工作情景与任务

导入情景:

11 个月大的宝宝阳阳,今天上午因"支气管肺炎"入院。小梁是责任护士,夜班巡视病房时,发现哭闹、烦躁、有气急。检查:面色苍白,呼吸急促,可见鼻翼扇动及三凹征,呼吸 65 次/分,心率 170 次/分,肝右侧肋下 3.5cm。

工作任务:

1. 明确患儿出现的并发症。
2. 确定护理诊断及诊断依据。
3. 配合医生采取护理措施。

肺炎(pneumonia)是由各种不同病原体及其他因素所引起的肺部炎症。肺炎的病因不同,其病变部位、病理特点及临床表现不相同,主要以发热、咳嗽、气促、呼吸困难和肺部固定湿啰音为共同表现,严重者可累及循环、神经及消化系统而出现相应的临床表现。肺炎是婴幼儿时期的常见病,不仅发病率高,病死率也高,占我国住院儿童死因的第一位,为儿童重点防治的"四病"之一。

【概述】

（一）分类

目前儿童肺炎的分类尚未统一,常用以下几种分类方法:

1. 病因分类　感染性肺炎如病毒性肺炎、细菌性肺炎、支原体肺炎、衣原体肺炎、原虫性肺炎、真菌性肺炎；非感染性肺炎如吸入性肺炎、坠积性肺炎、过敏性肺炎等。儿童以细菌性肺炎最常见。

2. **病理分类** 大叶性肺炎、支气管肺炎、间质性肺炎等。儿童以支气管肺炎最常见。

3. **病程分类** 急性肺炎（病程<1 个月）、迁延性肺炎（病程 1~3 个月）、慢性肺炎（病程>3 个月）。

4. **病情分类** 轻症肺炎（主要是呼吸系统受累）、重症肺炎（除呼吸系统严重受累外，其他系统也受累，全身中毒症状明显）。

5. **发生肺炎的地区分类** 社区获得性肺炎（肺炎是在院外或住院 48 小时内发生）、院内获得性肺炎（肺炎是在住院 48 小时后发生，是院内感染的常见疾病之一）。

6. **临床表现典型与否分类** 典型性肺炎（肺炎链球菌、金黄色葡萄球菌、流感嗜血杆菌、大肠埃希菌等引起的肺炎）、非典型性肺炎（肺炎支原体、衣原体、军团菌、病毒等引起的肺炎）。

本节重点讨论支气管肺炎。

（二）病因

引起儿童肺炎常见的病原体为病毒和细菌。病毒以呼吸道合胞病毒最多见，其次是腺病毒、流感病毒、副流感病毒等；细菌以肺炎链球菌多见，其他有链球菌、葡萄球菌、革兰阴性杆菌等。近年来，肺炎支原体、衣原体和流感嗜血杆菌所致的肺炎日渐增多。营养不良、维生素 D 缺乏症、先天性心脏病、免疫缺陷等儿童易患本病。居室拥挤、空气污浊、阳光不足、冷暖失调等均可使机体的抵抗力降低，是肺炎发生的诱发因素。

（三）发病机制

病原体多由呼吸道入侵，少数经血行入肺，引起支气管、细支气管炎症，造成黏膜水肿，炎性渗出使管腔狭窄甚至堵塞，影响通气；肺泡壁充血、水肿，肺泡腔内充满炎性渗出物，从而影响肺换气。通气不足引起低氧血症及高碳酸血症，换气障碍主要引起低氧血症。为代偿缺氧，患儿出现呼吸与心率增快。为增加呼吸深度，呼吸辅助肌也参与活动，出现鼻翼扇动和三凹征，重症者可产生呼吸衰竭。缺氧、二氧化碳潴留及病原体毒素和炎症产物吸收产生的毒血症，可导致循环系统、消化系统、神经系统的一系列改变以及酸碱平衡失调和电解质紊乱，出现中毒性心肌炎、心力衰竭、微循环障碍、休克、弥散性血管内凝血、中毒性脑病、中毒性肠麻痹和消化道出血、稀释性低钠血症及混合性酸中毒等，甚至危及生命。

【护理评估】

（一）健康史

详细询问病史，了解患儿起病情况，病前有无上呼吸道感染、呼吸道传染病如麻疹、百日咳等病史；既往有无反复呼吸道感染史；出生史包括是否顺产、窒息等；生长发育情况；是否按时进行预防接种；有无营养障碍性疾病、先天性心脏病等。

（二）身体状况

多数患儿急性起病，病前数天多有上呼吸道感染表现。

1. **轻症肺炎** 仅表现为呼吸系统的症状和相应的肺部体征。

（1）症状：主要症状为发热、咳嗽、气促及全身症状。①热型不一，多数为不规则热，亦可为弛张热或稽留热，新生儿、重度营养不良儿可体温正常，甚至体温不升；②咳嗽较频繁，早期为刺激性干咳，极期咳嗽反而减轻，恢复期咳嗽有痰。新生儿咳嗽不明显，可仅表现为口吐白沫；③气促多在发热、咳嗽之后出现，严重者伴有点头呼吸等；④其他如精神不振、食欲缺乏、烦躁不安、轻度腹泻或呕吐等全身症状。

（2）体征：①常有呼吸困难，呼吸加快，可见鼻翼煽动、呼气时间延长，三凹征。②口周、鼻唇沟、指(趾)端发绀,轻症患儿可不明显。③肺部体征早期不明显或呼吸音粗糙、减低,典型病例肺部可闻及固定的中、细湿啰音,以背部、两肺下方、脊柱旁明显,吸气末更为突出。

2. 重症肺炎 除全身中毒症状及呼吸系统的症状加重外,尚有循环、神经、消化等系统的功能障碍,出现相应的临床表现。

(1)循环系统:心肌炎主要表现为面色苍白、心动过速、心音低钝、心律不齐,心电图 ST 段下移、T 波平坦或倒置。心力衰竭主要表现为:①呼吸困难加重,呼吸突然加快(安静时>60 次/分);②心率突然增快(安静时婴儿>180 次/分,幼儿>160 次/分);③肝脏迅速增大;④心音低钝,或出现奔马律,颈静脉怒张;⑤突然极度烦躁不安,明显发绀,面色发灰,指(趾)甲微血管充盈时间延长;⑥少尿或无尿,眼睑水肿或双下肢水肿。具备前 4 项即可诊断心力衰竭。

(2)神经系统:由于脑水肿或中毒性脑病,患儿常表现为烦躁不安,精神萎靡、嗜睡、昏迷、惊厥,前囟膨隆,呼吸节律不规整,瞳孔对光反射迟钝或消失等。

(3)消化系统:表现为食欲缺乏、呕吐、腹泻、腹胀等。中毒性肠麻痹时,可表现为严重腹胀,使膈肌抬高,加重呼吸困难,听诊肠鸣音消失。消化道出血时,呕吐咖啡样物,大便柏油样或潜血试验阳性。

3. 并发症 若延误诊断或病原体致病力强者,可出现脓胸、脓气胸及肺大疱,以金黄色葡萄球菌肺炎和某些革兰阴性杆菌肺炎多见。在治疗过程中呼吸困难或中毒症状突然加重,体温持续不退或再次升高时,应考虑发生并发症的可能。

 知识窗

传染性非典型肺炎

2002 年 11 月 16 日广东省出现第一例传染性非典型肺炎病例,2003 年 3 月 12 日世界卫生组织发布全球警报,将这次非典型肺炎命名为急性重症呼吸道综合征(英文简称 SARS)。2003 年上半年迅速蔓延,肆虐于 32 个国家和地区,致使八千余人患病,七百余人被夺去了生命,中国内地是 SARS 疫情最严重的地区。主要表现为发热,一般在 39℃ 左右;咳嗽为干咳,少痰或痰中带血丝;呼吸困难,重症患者可出现呼吸衰竭而导致死亡。在世界卫生组织和各国政府的干预下,全球统一行动,抗击 SARS,2003 年 7 月 5 日随着中国台湾从世界卫生组织的最后一个疫区名单中划除,SARS 渐渐地消失。

(三)心理-社会状况

评估家长对肺炎的病因和防护知识的了解程度,患儿是否有因发热、缺氧等不适及环境改变产生的焦虑和恐惧,是否有哭闹、易激惹等表现;家长是否有因患儿住院时间长、知识缺乏等产生的焦虑不安、抱怨的情绪。了解患儿居住环境、家庭经济情况,有无既往住院经历,家长对患儿的照顾能力等。

(四)辅助检查

1. 外周血检查 病毒性肺炎白细胞大多正常或降低,细菌性肺炎白细胞总数及中性粒细胞常增高,并有核左移,细胞质中可见中毒颗粒。

2. 病原学检查 鼻咽、气管分泌物或血清血检查有助于病原学诊断。

3. 胸部 X 线检查 早期可见肺纹理增粗,以后出现大小不等的斑片状阴影,可融合成片,以双肺下野、中内带及心膈区多见,并可伴肺不张或肺气肿。

(五)治疗要点

1. 控制感染 明确为细菌感染或病毒感染继发细菌感染者使用抗生素。根据病原菌选择敏感抗生素,如疑为肺炎链球菌肺炎,首选青霉素;疑为金黄色葡萄球菌肺炎选用氨苄西林、苯唑青霉素、万古霉素等;支原体肺炎、衣原体肺炎选用大环内酯类如红霉素、交沙霉素、罗红霉素、阿奇霉素等。并做到早期、足量、足疗程、静脉给药,重症宜选用2种广谱抗生素联合应用。病原菌明确者可根据药物敏感试验合理选用。

抗生素一般用至体温正常后的5~7天,临床症状基本消失后3天。葡萄球菌肺炎在体温正常后继续用药2周,总疗程6周。支原体肺炎至少用药2~3周。

病毒感染者目前尚无理想的抗病毒药物,可选用利巴韦林、干扰素等。

2. 对症治疗 有缺氧症状时应及时吸氧;发热、咳嗽、咳痰者,给予退热、祛痰、止咳;烦躁不安者可使用镇静剂(有呼吸衰竭者慎用);腹胀严重者,应禁食、胃肠减压。纠正水、电解质、酸碱平衡紊乱等。

3. 其他 防治心力衰竭、中毒性肠麻痹、中毒性脑病等,积极治疗脓胸、脓气胸等并发症。中毒症状明显或严重喘憋、脑水肿、感染性休克、呼吸衰竭者,可短期应用肾上腺糖皮质激素。

【常见护理诊断/问题】

1. 气体交换受损 与肺部炎症有关。

2. 清理呼吸道无效 与呼吸道分泌物过多、黏稠,患儿排痰无力有关。

3. 体温过高 与肺部感染有关。

4. 营养失调:低于机体的需要量 与摄入不足、消耗增加有关。

5. 潜在并发症:心力衰竭、中毒性脑病、中毒性肠麻痹等。

【预期目标】

1. 患儿呼吸平稳。

2. 患儿呼吸道通畅。

3. 患儿体温正常。

4. 患儿营养状况改善。

5. 患儿不发生并发症或并发症得到有效控制。

【护理措施】

（一）改善呼吸功能

1. 环境调整与休息 保持室内空气新鲜,温、湿度适宜。急性期卧床休息、减少活动,以防咳嗽加重。护理操作集中完成,以减少刺激,避免哭闹,降低机体的氧耗。做好呼吸道隔离,不同病原体的肺炎应分室收治,防止交互感染。

2. 氧疗 有呼吸困难、发绀等缺氧情况时应及早遵医嘱给氧。一般采用鼻导管给氧,氧流量为0.5~1L/min,氧浓度不超过40%,缺氧明显者采用面罩给氧,氧流量为2~4L/min,氧浓度为50%~60%。若出现呼吸衰竭时,应使用人工呼吸机。吸氧过程中应监测生命体征、血氧饱和度、动脉血气分析等,缺氧症状是否改善,发现异常及时处理。

3. 合理使用药物 遵医嘱给予抗生素以消除肺部炎症,改善呼吸功能,并注意观察药物的疗效及不良反应。

（二）保持呼吸道通畅

1. 增加痰液排出 观察咳嗽、咳痰的性质,指导并鼓励患儿有效咳嗽。对咳嗽无力的患儿,经常更换体位,拍背,促使呼吸道分泌物的排出。如分泌物多影响呼吸时,可用吸引器吸痰。

2. 促进炎症消散 若痰液黏稠可适当提高室内的空气湿度,湿润呼吸道,也可配合超声雾化吸入。鼓励多饮温水,入量不足者给予静脉补液。

3. 合理使用药物 遵医嘱给予祛痰剂、平喘剂,并注意观察药物的疗效及不良反应。

口服止咳糖浆后不要立即喝水,以便药物更好地发挥疗效。

4. 注意病情观察 密切观察患儿生命体征和呼吸窘迫程度,及时了解疾病的发展情况,并协助医生积极处理。

（三）维持正常体温

详见本章第二节急性上呼吸道感染。

（四）合理营养及喂养

鼓励患儿进食高热量、高蛋白、高维生素易消化饮食,以供给足够的营养,利于疾病的恢复。应少量多餐,避免给油炸食品及易产气的食物,以免造成腹胀,妨碍呼吸。重症患儿应准确记录 24 小时出入液体量。哺喂时必须将其头部抬高或抱起,以免呛入气管发生窒息。有呼吸困难者,应少食多餐,呛咳者用滴管或小勺喂,以免进食用力或呛咳加重病情。

（五）密切观察病情,防止并发症

当患儿出现心力衰竭征象时,应及时报告医生,并减慢输液速度,准备镇静剂、强心剂、利尿剂等,做好抢救的准备。若发现患儿咳粉红泡沫样痰等肺水肿的症状时,可给患儿吸入经 20% ~30% 乙醇湿化的氧气,每次吸入时间不超过 20 分钟,间歇吸入。出现中毒性脑病、中毒性肠麻痹表现时应立即报告医生,并积极配合抢救。

（六）健康指导

向家长介绍肺炎的护理要点,并教会家长应对技巧,解释要经常翻身、更换体位的意义;教会家长帮助患儿有效咳嗽、拍背协助排痰的方法。做好出院时宣教,指导家长回家后按医嘱正确给患儿用药。加强体格锻炼,适当进行户外活动,定期预防接种。

【护理评价】

经治疗和护理后患儿呼吸是否平稳;呼吸道是否通畅;体温是否正常;营养状况是否改善;并发症是否得到有效控制。

几种不同病原体所致肺炎的特点:

（一）呼吸道合胞病毒肺炎（respiratory syncytial virus pneumonia）

是由呼吸道合胞病毒感染所致,多见于 2 岁以内婴幼儿,尤以 2 ~6 个月婴儿多见。起病急骤,临床上除发热、咳嗽、呼吸困难外,以喘憋为主要表现,很快出现呼气性呼吸困难、口唇发绀、鼻翼扇动及三凹征;发热可为低、中度热和高热。肺部体征以喘鸣音为主,肺底部可闻及中、细湿啰音。X 线表现为两肺可见小点片状、斑片状阴影,部分患儿有不同程度的肺气肿。外周血白细胞总数大多正常。

临床表现分两种类型:①喘憋性肺炎:病情严重,全身中毒症状和呼吸困难明显,肺部体征出现较早,肺部哮鸣音,肺底部有细湿啰音。②毛细支气管炎:有喘憋表现,但中毒症状不重。临床上较难发现未累及肺泡与肺泡间壁的纯粹毛细支气管炎。

（二）腺病毒肺炎（adenovirus pneumonia）

为腺病毒感染引起,多见于 6 个月至 2 岁婴幼儿,冬春季节多发。临床主要特点为起病急骤,高热持续时间长,多呈稽留热,体温在 1 ~2 天之内即可达到 39℃ 以上,轻者持续 7 ~10 天开始退热,重者持续 2 ~3 周。中毒症状重,早期即出现精神不振,烦躁与嗜睡交替,面色苍白或发灰。咳嗽频繁,呈阵发性喘憋、有轻重不等的呼吸困难、发绀等。肺部体征出现较晚,常在高热 3 ~7 日后才开始出现少许湿啰音,肺部病变融合时可出现肺实变体征。肺部 X 线改变较肺部体征早,为大小不等的片状阴影或融合成大病灶,可见病灶周围性肺气肿。病灶吸收较缓慢,需数周至数月。远期合并症有支气管扩张及慢性阻塞性肺疾病。

（三）金黄色葡萄球菌肺炎(staphylococcal aureus pneumonia)

多见于新生儿及婴幼儿,由呼吸道入侵或经血行播散入肺。金黄色葡萄球菌能产生多种毒素与酶,使肺组织发生广泛性出血、坏死和多发性小脓肿,并可引起迁徙化脓性病变。临床特点为起病急,病情严重,进展快,中毒症状明显。热型多呈弛张热,烦躁不安,面色苍白,时有呕吐、腹胀,皮肤可见猩红热样皮疹或荨麻疹样皮疹,严重者出现惊厥甚至休克。肺部体征出现较早,双肺可闻及散在中、细湿啰音。容易并发肺脓肿、脓胸、脓气胸、肺大疱等。外周血白细胞数明显增高,中性粒细胞增高,有核左移现象。小婴儿及体弱儿白细胞数可正常或偏低,但中性粒细胞百分比仍高。胸部X线表现依病变不同,可出现小片浸润影、小脓肿、肺大疱或胸腔积液等。病变吸收较慢,重症病例在2个月时可能未完全吸收。

（四）肺炎支原体肺炎(mycoplasma pneumoniae pneumonia)

为肺炎支原体感染所致,各年龄段的儿童均可发病,其中婴幼儿的感染率可达25% ~ 69%。本病常有发热,热度不一,病初有全身不适、乏力、头痛,2~3天后出现发热,热程多为1~3周。常伴有咽痛和肌肉酸痛。咳嗽为本病的突出症状,初为刺激性干咳,以后为顽固性剧咳,有的酷似百日咳,咳出黏稠痰,甚至带血丝。有些患儿有胸痛、食欲缺乏、恶心、呕吐、腹泻等症状。肺部体征常不明显,少数可闻及干、湿啰音。部分患儿可出现多系统的损害,如心肌炎、肝炎、脑膜炎、肾炎等。胸部X线改变大体分为4种:①肺门阴影增浓

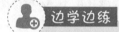

边学边练

实践6 呼吸系统疾病患儿的护理

为突出表现;②支气管肺炎改变;③间质性肺炎改变;④均一的实变影。检测血清中支原体IgM抗体有诊断意义。

（吴兴富）

思考题

1. 患儿,女,1岁2个月,发热、流涕3天,流涎,进食时哭闹1天就诊,体温最高时40.1℃,高热不退。平素体健,无传染病史及接触史。查体:体温39.3℃,脉搏136次/分,呼吸40次/分,急性病容,鼻分泌物较多,鼻塞,手、足、臀部无皮疹,浅表淋巴结未触及肿大,咽部明显充血,于咽峡部可见7~8个直径3~4mm大小的疱疹,周围有红晕。双肺呼吸音粗,未闻及干湿啰音,心脏及腹部未见异常。诊断急性上呼吸道感染。

问题:

（1）引起该病的可能的病原体是什么?

（2）根据患儿目前的状况,其主要的护理诊断有哪些?

（3）如何改善该患儿的不适?

2. 患儿,男,8个月,就诊前2天出现阵发性咳嗽,发热,体温波动38~39℃之间,1天前出现咳嗽加剧,喘憋,烦躁不安。查体:体温38.7℃,脉搏190次/分,呼吸68次/分,面色苍白,呼吸急促,可见鼻翼扇动及三凹征,双肺可闻及散在痰鸣音、哮鸣音及细湿啰音,心音低钝,奔马律,肝右肋下3cm。胸片显示双肺纹理增强,双肺可见点片状阴影。临床诊断为支气管肺炎合并心衰。

问题:

（1）该患儿最主要的护理诊断是什么?

（2）根据患儿目前的状况,应采取哪些护理措施?

（3）如何对该患儿进行健康指导?

第八章　循环系统疾病患儿的护理

学习目标

1. 具有高度的责任心和耐心,体谅患儿家长的心情,体现对患儿的关心和爱护。
2. 掌握先天性心脏病的护理评估、常见护理诊断/问题、护理措施。
3. 熟悉儿童循环系统解剖生理特点、先天性心脏病的概述,熟悉病毒性心肌炎的护理评估、常见护理诊断/问题、护理措施。
4. 了解胎儿血液循环与出生后的改变、先天性心脏病的护理目标、护理评价。
5. 学会运用护理程序为先天性心脏病患儿实施整体护理。

第一节　儿童循环系统解剖、生理特点

一、解剖、生理特点

1. **心脏**　儿童心脏的位置随年龄而变化。2 岁以内儿童心脏位置较高多呈横位,心尖搏动在胸骨左侧第四肋间锁骨中线外侧,心尖部分主要为右心室。2 岁以后,儿童心脏由横位逐渐转成斜位;3~7 岁心尖搏动下移至胸骨左侧第五肋间锁骨中线上,心尖部分主要为左心室;7 岁后心尖搏动位置移至胸骨左侧第五肋间锁骨中线内侧 0.5~1cm。

2. **心率**　儿童的心率易受各种因素影响,如进食、活动、哭闹、情绪激动等,因此,心率应在小儿安静时测量。儿童新陈代谢旺盛、交感神经兴奋性高,故心率较快。此外体温升高可使心率明显增快,一般体温每升高 1℃,心率每分钟增快 10~15 次。不同年龄儿童心率见表 8-1。

表 8-1　不同年龄儿童心率

年龄	新生儿	<1 岁	2~3 岁	4~7 岁	8~14 岁
心率(次/分)	120~140	110~130	100~120	80~100	70~90

3. **血压**　婴儿由于心搏输出量较少、血管口径相对较粗、动脉管壁柔软,故血压较低,以后随年龄增长而逐渐升高。新生儿收缩压平均为 60~70mmHg(8.0~9.0kPa),1 岁以内的婴儿收缩压 70~80mmHg(9.3~10.67kPa)。2 岁以后儿童收缩压约为年龄×2+80mmHg(年龄×0.27+10.67kPa),舒张压≈收缩压×2/3。若测得血压高于标准 20mmHg(2.7kPa)以上为高血压,低于标准 20mmHg(2.7kPa)以下为低血压。测血压时,血压计袖带应为儿童上

臂长度的 1/2 ~ 2/3。袖带过宽测得血压偏低,袖带过窄测得血压偏高。

二、胎儿血液循环与出生后的改变

1. 正常胎儿血液循环 胎儿时期营养物质和气体交换是通过脐血管、胎盘与母体间以弥散方式进行交换的。由胎盘来的动脉血液,经脐静脉进入胎儿体内,在肝下缘分为两支:一支入肝与门静脉吻合入下腔静脉;另一只经静脉导管入下腔静脉与来自下半身的静脉血混合,流入右心房。由于下腔静脉瓣的阻隔,使来自下腔静脉的混合血(以动脉血为主,氧含量较高)入右心房后,约 1/3 经卵圆孔流入左心房、左心室流入主动脉,主要供应心、脑及上肢血液。来自上半身的静脉血经上腔静脉回流入右心房后,绝大部分流入右心室再转至肺动脉,由于胎儿肺未扩张,只有少量血液经肺动脉入肺,而大部分则经动脉导管进入降主动脉与主动脉的血液相混合供应腹腔器官、躯干及下肢的,最后经脐动脉回流至胎盘,获取营养物质及氧气,完成下一次循环(图 8-1)。

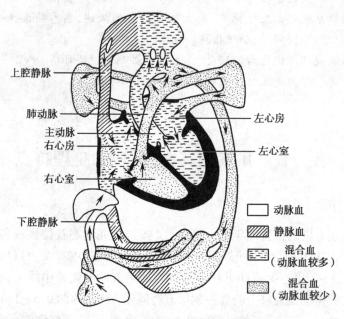

图 8-1 正常胎儿的血液循环

胎儿血液循环有以下特点:①胎儿的营养与气体交换是通过胎盘与脐血管来完成的;②胎儿只有体循环没有有效的肺循环;③动脉导管、卵圆孔及静脉导管是胎儿血液循环的特殊通道;④胎儿体内绝大部分是混合血;⑤胎儿时期肝的血氧含量最高,其次为心、脑及上肢,下半身血氧含量最低。

2. 生后血液循环的改变 ①卵圆孔关闭:生后因脐血管结扎,肺循环建立,经肺静脉流入左心房的血量增多,其压力随之逐渐增高,当超过右心房时,卵圆孔发生功能关闭,至生后 5 ~ 7 个月时形成解剖学关闭,留下卵圆窝;②脐血管关闭:出生后脐带结扎,脐血管血流停止而失用,经 6 ~ 8 周后完全闭锁,最终形成韧带(即肝圆韧带和膀胱脐韧带);③动脉导管关闭:由于肺循环压力降低,而体循环压力增高,流经动脉导管的血流逐渐减少,最后停止,形成功能关闭,绝大部分儿童于生后 1 年内形成解剖学关闭。若持续不闭者,称为动脉导管未闭,属先天性心脏病。

第二节　先天性心脏病

 工作情景与任务

导入情景：

　　儿科病房护士小李在巡视病房时，发现一名1岁儿童，生长发育落后，体格瘦小，面色苍白，活动减少，多汗，喂养困难。经查体：心前区隆起，胸骨左缘3～4肋间可闻及Ⅲ～Ⅳ/6级全收缩期杂音伴震颤，肺动脉瓣区第二心音（P_2）亢进。患儿以"先天性心脏病室间隔缺损"入院。

工作任务：

1. 协助家属进行辅助检查。

2. 采取护理措施控制、调整活动量及合理喂养，满足营养需要。

3. 预防感染等并发症。

　　先天性心脏病（congenital heart disease）简称先心病，是胎儿时期心脏及大血管发育异常导致的心血管畸形，是严重威胁儿童生长发育最常见的循环系统疾病。

【概述】

1. 病因　心脏胚胎发育的关键期在胚胎第2～8周，若此期间受到物理、化学、生物因素影响，则易引起心脏、大血管发育畸形。

（1）内在因素：常见于染色体异位与畸变，如21-三体综合征。

（2）外在因素：①宫内感染如风疹、流行性感冒、柯萨奇等病毒感染；②孕母接触放射线、缺乏叶酸、服用某些药物如抗癫痫药、抗癌药等影响；③孕母患代谢性疾病如糖尿病、高钙血症等及各种可导致宫内缺氧的慢性疾病。

2. 分类　临床根据心脏左、右两侧及大血管（动脉、静脉）之间有无分流及分流方向。将先心病分为三类：

（1）左向右分流型（潜伏青紫型）：常见的有房间隔缺损、室间隔缺损、动脉导管未闭等（图8-2）。在左、右心或大血管间有异常通路及血液分流，正常情况下体循环压力高于肺循环，左心压力高于有右心，所以血流从左向右分流，故临床上通常无青紫；当患儿屏气或肺炎时，使肺动脉或右心压力增高并超过主动脉或左心压力，血液便由右向左分流，出现暂时青紫（诱因去除后青紫便随之消退），故称潜伏青紫型。随着病情进展，肺血流量的持续增加致使肺小动脉发生痉挛，产生动力型肺动脉高压，日久肺小动脉肌层和内膜层增厚（器质性病变），肺循环阻力进行性增加，形成梗阻型肺动脉高压，产生反向分流而出现持续性青紫，称为艾森门格综合征（此时已不能手术治疗）。

（2）右向左分流型（青紫型）：是先心病最严重的一类，常见的有法洛四联症（参见图8-2）、大血管错位等。在左、右心或大血管之间有异常通道及分流，且血流从右向左分流或由于大动脉起源异常，使大量含氧量低的静脉血流入体循环出现持续性青紫。

（3）无分流型（无青紫型）：常见的有肺动脉狭窄、主动脉缩窄、右位心等。左、右心或大血管间无异常通路及血液分流，临床上不出现青紫。

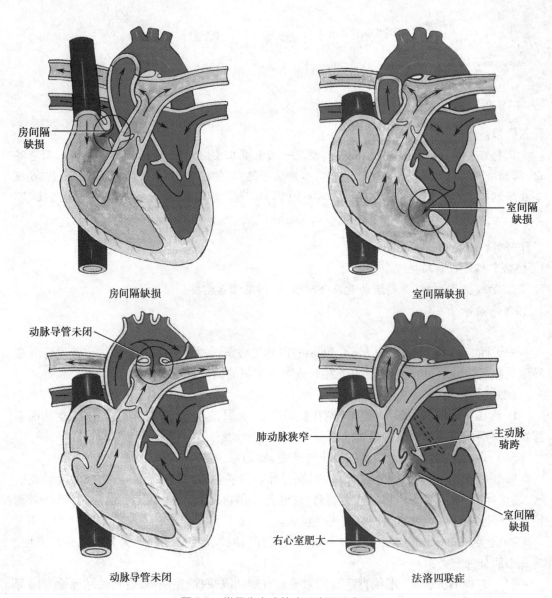

房间隔缺损

室间隔缺损

动脉导管未闭

法洛四联症

图8-2 常见先心病的病理生理示意图

 知识窗

皮肤黏膜为什么会青紫

　　皮肤黏膜青紫是由于血液中还原血红蛋白的绝对量增多所致,即毛细血管血液中还原血红蛋白超过50g/L时即可出现青紫。当动脉血氧合不足或静脉血流入动脉,都可造成毛细血管内还原型血红蛋白增多而发生青紫。局部血液循环不良也可出现局部青紫。

【护理评估】

（一）健康史

　　评估家族中有无先天性心脏病遗传史;患儿母亲在最初妊娠2~8周有无病毒感染、接触过放射线,是否用过可能影响胎儿发育的药物,是否患有代谢性疾病及引起宫内缺氧的慢性疾病等;评估患儿出生时、出生后各阶段的发育情况及有无一过性青紫或持续性青紫,有无喂养困难、蹲踞现象及突发性晕厥,有无反复呼吸道感染或心力衰竭等。

(二) 身体状况

1. **左向右分流型先心病** 主要有房间隔缺损(atrail septal defect)、室间隔缺损(ventricular septal defect)及动脉导管未闭(patent ductus arteriosus)。缺损小、分流少者临床常无症状,仅在体格检查时发现心脏杂音;缺损大、分流多者可出现临床表现,见表8-2。此型先心病易出现反复肺部感染、心力衰竭、亚急性细菌性心内膜炎等并发症。

表8-2 几种常见先天性心病的鉴别

		室间隔缺损	房间隔缺损	动脉导管未闭	法洛四联症
分类		左向右分流型			右向左分流型
症状		生长发育落后,体格瘦小,面色苍白,乏力,活动后心悸,多汗,喂养困难,当剧哭、屏气、患肺炎或心力衰竭时可出现暂时性青紫,晚期形成梗阻型肺动脉高压时出现持续青紫(动脉导管未闭患儿表现为差异性青紫)			生长发育落后,活动无耐力,青紫明显,喜蹲踞,可有阵发性晕厥
体征	杂音部位	胸骨左缘3、4肋间	胸骨左缘2、3肋间	胸骨左缘第2肋间	胸骨左缘2~4肋间
	杂音性质	粗糙全收缩期杂音	收缩期喷射性杂音	连续性机器样杂音	喷射性收缩期杂音
	震颤	有	无	有	可有
	P_2	亢进	亢进、固定分裂	亢进	减弱
	其他体征	—	—	周围血管征	杵状指(趾)
X线检查	肺动脉段	凸出	凸出	凸出	凹陷
	肺门舞蹈	有	有	有	无
	肺野	充血	充血	充血	清晰
	肺门阴影	增粗	增粗	增粗	缩小
	房室增大	左室、右室、左房	右房、右室	左房、左室	右室大,靴形心

2. **右向左分流型先心病** 主要有法洛四联症(tetralogy of fallot),由四种畸形组成:肺动脉狭窄、室间隔缺损、主动脉骑跨和右心室肥厚,其中肺动脉狭窄最主要,对患儿的病理生理和临床表现有重要影响。

(1) **青紫**:是最突出表现,多见于唇、指(趾)甲床(文末彩图8-3)、眼结膜等处。轻者生后2~3个月逐渐出现,重者出生后即有。青紫程度与肺动脉狭窄程度有关。

(2) **蹲踞现象**:患儿行走、游戏时,常主动下蹲,蹲踞时下肢屈曲,下肢动脉受压,体循环阻力增加,右向左分流减少,缺氧可暂时得到缓解。

(3) **晕厥或抽搐**:因血氧含量下降,活动耐力差,稍活动如吃奶、哭闹、情绪激动等即可出现气急和青紫加重,有时可出现突然晕厥或抽搐。

(4) **并发症**:由于长期缺氧,肾脏分泌促红细胞生成素增加,使红细胞增多,血液黏稠度高,血流变慢,易引起脑血栓;若为细菌性血栓,易引起脑脓肿;也可感染亚急性细菌性心内膜炎。

（三）心理-社会状况

家长因患儿心脏畸形而自责、担忧,生活中因喂养困难、体弱多病、生长发育落后、活动受限以及对疾病知识缺乏等而产生焦虑、恐惧;年长患儿由于正常生活、学习受到限制和影响,而产生忧郁和自卑心理。

（四）辅助检查

1. X线检查 见表8-2。

2. 超声波检查 能显示心脏内部结构的精确图像,确定缺损部位。多普勒彩色血流显像可观察到分流的位置、方向,并能估测分流的大小。对某些先心病可替代心导管及心血管造影检查帮助确诊。

3. 心导管检查 是先心病进一步明确诊断和决定手术之前的重要检查方法之一。分左心、右心导管检查两种,临床上以右心导管检查较常用。通过导管检查,了解心腔及大血管不同部位的氧含量及压力变化,明确有无分流和分流的部位。导管若进入异常通道更可以提供重要的诊断资料。

4. 心血管造影 经心导管检查仍不能确诊而又需考虑手术治疗的患儿,可做心血管造影。

5. 磁共振成像 为一种非侵入性心脏检查技术,今后有可能替代心导管检查,能够测定心内分流,定性和定量研究瓣膜反流,计算心室容积和射血分数等。

（五）治疗要点

1. 内科治疗 目的在于维持患儿正常生活、防治并发症,能安全地达到手术年龄。主要措施是对症治疗,控制感染,防止细菌性心内膜炎、肺部感染和心力衰竭。早产儿动脉导管未闭时,可用吲哚美辛或阿司匹林口服,以抑制前列腺素合成,促使导管平滑肌收缩而关闭导管。

2. 外科治疗 左向右分流型及无分流型先心病大部分能施行根治手术,效果好。分流量小的房间隔缺损和动脉导管未闭患儿,可采用心导管介入疗法,疗效较好。手术的适当年龄是根据心脏畸形的类型、伴随情况、精神状态和社会因素等个体条件而定,一般为4~6岁。右向左分流型先心病,如法洛四联症,施行根治手术的成功率正在不断提高,患儿大多数于2岁时进行手术;若重度发绀,肺血管发育不良应先做姑息性分流术,2岁时再做选择性根治术。

 知识窗

先天性心脏病介入疗法

先心病介入治疗就是在X线、超声波等指引下,采用导管介入疗法,通过血管穿刺,把细导管从血管送到心脏病变部位,用特制器材对病变实施封堵、扩张或栓塞的治疗方法,从而避免了开胸、麻醉、输血等风险。主要有封堵器堵闭和球囊扩张两项主要技术,对房间隔缺损、室间隔缺损、动脉导管未闭等先天缺损使用堵闭术,而对肺动脉瓣狭窄、主动脉瓣狭窄等疾病则使用球囊扩张术治疗。适合于导管介入治疗的常见先天性心脏病主要有房间隔缺损(中央型)、室间隔缺损、动脉导管未闭、卵圆孔未闭、肺动脉瓣狭窄和主动脉瓣狭窄等。

【常见护理诊断/问题】

1. 活动无耐力 与血氧饱和度下降或体循环血量减少有关。

2. 营养失调:低于机体需要量 与组织缺氧使喂养困难有关。

3. 有感染的危险 与机体免疫力低下、肺血流量增多有关。

4. 潜在并发症:充血性心力衰竭、急性脑缺氧发作、脑血栓。

5. 焦虑 与家长担心手术费用和手术效果及患儿喂养困难、体弱多病等因素有关。

【护理目标】

1. 指导患儿学会调节活动量的方法。

2. 患儿摄入足够营养,满足机体需要。

3. 患儿住院期间不发生感染。

4. 患儿无并发症发生。

5. 缓解患儿及家长焦虑情绪,能积极配合治疗和护理。

【护理措施】

（一）建立合理的生活制度

安排好患儿作息时间,保证睡眠和休息,根据其病情安排适当的活动量,减少心脏负担。每日测脉率或心率 2~4 次,每次测量时间不少于 1 分钟。避免情绪激动及剧烈哭闹。重症患儿应卧床休息,其活动应在医护人员或家长监护下进行。当法洛四联症患儿出现蹲踞时不要强行拉起,应让患儿自然起立。

（二）合理喂养,满足营养需要

1. 食物选择 提供高蛋白、高维生素、易消化的食物,给适量的蔬菜类粗纤维食品,以保证大便通畅;有水肿时应采用低盐饮食。

2. 正确喂养 先心病婴儿喂养困难,常常在吸吮时出现气促、青紫或大汗淋漓而被迫停歇,还可出现呕吐,所以喂哺时应抱起,取斜位间歇喂乳。喂哺要细心、耐心,每次喂乳时间可适当延长,乳头孔可稍大,以免患儿吸吮费力、增加耗氧量,亦可采用滴管滴入口内,必要时可在喂哺前先吸氧。喂哺时应少量多餐,勿进食过饱。喂乳后取右侧卧位,以免呕吐造成窒息。

（三）预防感染

根据气候变化随时增减衣服,避免受凉,与其他感染性疾病患儿隔离,以免交互感染。保持病室内空气新鲜,温度、湿度适宜,避免对流风,预防呼吸道感染。在拔牙、扁桃体摘除术或其他咽部手术时预防性使用抗生素,防止发生感染性心内膜炎。按时预防接种,预防传染病。仔细观察患儿口腔黏膜、皮肤有无充血及破损,每日做口腔护理 2 次。

（四）预防和处理并发症

1. 预防心力衰竭 密切观察病情,若出现突然烦躁不安、呼吸、脉搏明显加快、面色苍白、呼吸困难、青紫加重等心力衰竭的表现,应立即报告医生,配合抢救。并发肺炎的患儿宜取半卧位,以免膈肌上抬影响呼吸,同时减少静脉回心血量,减轻心脏负荷。保持病室和患儿安静,避免哭闹,减少耗氧量,严格控制输液量和速度（每小时<5ml/kg）。

2. 预防急性脑缺氧发作 法洛四联症患儿应避免剧烈活动,防止因活动过度加重缺氧而诱发肺动脉痉挛,一旦发生呼吸困难加重而发生突然昏迷、惊厥等脑缺氧表现,应立即将患儿置于膝胸卧位（图8-4）,给予吸氧,并立即报告医生,同时准备普萘洛尔、吗啡等急救药品。

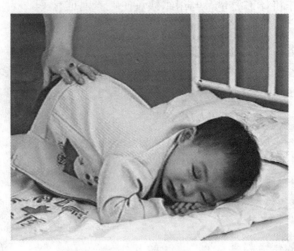

图8-4 膝胸卧位

3. 预防脑血栓形成 法洛四联症患儿多汗、发热或吐泻时应供给足够的液体,以预防脱水引发脑血栓,并密切观察有无偏瘫等脑栓塞的表现,一旦出现,立即报告医生,及时处理。

（五）帮助调整心态,缓解焦虑

关心爱护患儿,建立良好的护患关系,消除患儿的紧张心理。对家长和年长患儿解释病情和检查、治疗经过,缓解焦虑。

（六）健康指导

1. 指导家长做好家庭护理 ①婴儿期应注意正确喂养,喂养时应注意观察呼吸、面色、神志改变和哭声。②幼儿期注意儿童活动情况,若活动后出现发绀、呼吸、脉搏明显加快且在短期内不能恢复者,应限制其活动量,保证营养供给,注意防寒保暖,避免呼吸道感染。③学龄期患儿应注意与学校老师取得联系,根据患儿情况,适当限制其活动量,可不参加剧烈的体育活动。法洛四联症患儿注意饮食卫生,避免因腹泻、呕吐等导致脱水引起脑血栓。

2. 指导家长合理安排患儿生活 做到劳逸结合,如患儿心脏功能尚好,不必严格限制其活动,应与正常儿童一样对待,以免引起患儿心理负担。如患儿心脏功能较差,应尽量避免高耗氧的体力活动和剧烈哭闹。

【护理评价】

患儿是否达到:①活动耐力提高,学会调节活动量;②摄入营养满足机体需要;③不发生呼吸道感染;④患儿无并发症发生;⑤患儿及家长焦虑缓解,积极配合治疗和护理。

第三节 病毒性心肌炎

病毒性心肌炎(viral myocarditis)是指病毒侵犯心脏,以心肌炎性病变为主要表现的疾病。本病好发于学龄期儿童,是儿童时期较常见的心脏病之一。临床主要以心脏扩大、心律失常,甚至心力衰竭、心源性休克为特征的一种感染性心肌疾病。部分患儿可伴有心包炎和心内膜炎。好发于夏秋季。

引起儿童心肌炎的病毒有柯萨奇病毒(B组和A组)、腺病毒、流感和副流感病毒、EB病毒等二十余种,其中以柯萨奇B组病毒最常见。

【护理评估】

（一）健康史

询问患儿发病诱因，近期是否有呼吸道或消化道病毒感染史；有无发热、心前区不适、胸闷、乏力等。

（二）身体状况

各年龄均可发病，但以学龄儿童多见。多数病例在发病前 1～3 周或同时有呼吸道感染或消化道感染的前驱病史。临床表现轻重不一，轻者仅"感冒"样症状，典型病例有疲乏、头晕、面色苍白、恶心、呕吐、气促、心悸和心前区不适等表现。体检时可发现心动过速、心脏扩大、第一心音低钝，部分有奔马律、心包摩擦音。可有心律失常，以房性和室性期前收缩多见。重者可出现心力衰竭、心源性休克，甚至猝死。

（三）辅助检查

1. 心电图 持续性心动过速，多导联 ST 段偏移和 T 波低平、双向或倒置，Q-T 间期延长、QRS 波群低电压。心律失常以期前收缩多见，可有阵发性心动过速、心房扑动、房室传导阻滞等。

2. 血生化检查 磷酸激酶（CPK）及其同工酶（CK-MB）、乳酸脱氢酶（LDH）及其同工酶（LDH_1）、血清谷草转氨酶（SGOT）均增高。心肌肌钙蛋白增高。

3. X 线检查 心影正常或普遍增大。

4. 病毒学诊断 病毒分离结合血清抗体检测有助于明确病因。

（四）治疗要点

本病为自限性疾病，目前尚无特殊治疗。主要治疗原则：①保证患儿充分休息，减轻心脏负荷；②改善心肌代谢，促进心肌修复，可应用大量维生素 C、丙种球蛋白、1,6-二磷酸果糖（FDP）、辅酶 Q、维生素 E 等；③治疗并发症，对重者有心律失常、心源性休克、心力衰竭患儿早期应用肾上腺糖皮质激素。发生心力衰竭者应用利尿剂、强心剂及血管扩张药等。

【常见护理诊断/问题】

1. 活动无耐力 与心肌收缩力下降、组织供氧不足有关。

2. 潜在并发症：心律失常、心力衰竭。

【护理措施】

（一）休息

减轻心脏负荷，急性期应卧床休息至体温稳定后 3～4 周，病情稳定后逐渐增加活动量，休息时间不得少于 6 个月。重症患儿心脏扩大及心力衰竭者，应卧床休息直至心脏大小和心功能恢复正常后，逐渐增加活动量。

（二）严密监测病情，及时发现和处理并发症

1. 防止心律失常 密切观察并记录患儿精神状态、心率、血压、呼吸、体温的变化。对明显心律失常者应持续进行心电监护，发现有心衰或严重心律失常时应立即报告医生，采取紧急处理措施。

2. 防止心力衰竭 避免呼吸道感染、剧烈运动、情绪激动、饱餐、寒冷、用力排便等，输液滴速不能太快，以免诱发心力衰竭。严密观察生命体征、意识、皮肤黏膜颜色及尿量等，注意有无呼吸困难、咳嗽、颈静脉怒张、水肿、奔马律、肺部湿啰音等表现，一旦发现应立即通知医生并置患儿于半卧位，保持安静，给氧，按医嘱给强心苷。

（三）健康指导

1. 预防本病最根本的措施是加强锻炼、增强体质，预防呼吸道、消化道等病毒感染。疾病流行期间应尽量少带患儿到公共场所,一旦发病应及时就诊。

2. 严格按照心功能状况保证休息,强调患儿休息的重要性,使患儿及家长能自觉配合治疗。

3. 指导患儿进食高蛋白、高维生素、易消化的饮食,尤其注意补充富含维生素 C 的食物如新鲜蔬菜、水果,促进心肌代谢和修复,保持大便通畅,防止发生便秘。

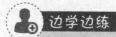

边学边练

实践 7 循环系统疾病患儿的护理

4. 强调定期门诊复查,出院后分别在 1 个月、3 个月、6 个月、1 年时到医院复查。

(尚凤芝)

思考题

1. 方方,女,4 岁,心前区隆起,胸骨左缘 2、3 肋间可闻及收缩期喷射性杂,肺动脉瓣区第二心音(P_2)亢进、固定分裂。X 线检查肺动脉段突出,右房、右心室增大。经超声心动图检查诊断为"先天性心脏病(房间隔缺损)"。

问题:

(1) 该患儿护理评估应收集哪些资料?

(2) 病情观察应注意什么?

2. 明明,男,1 岁,因发热、咳嗽伴呼吸困难,口唇发绀,烦躁不安到医院就诊。查体:T 39℃,R 150 次/分,P 55 次/分,两肺有湿啰音。胸骨左缘 3、4 肋间响亮收缩期杂音。胸部 X 线:肺动脉段凸出,肺门阴影增粗,搏动增强,左右心室稍大,双肺中下野可见大小不等的片状阴影。血常规:WBC $17×10^9$/L,N 0.70。初步诊断为"室间隔缺损合并支气管肺炎"。

问题:

(1) 该患儿主要的护理诊断/问题是什么?

(2) 该患儿主要的护理措施是什么?

(3) 患儿出院后应进行哪些健康指导?

第九章 泌尿系统疾病患儿的护理

 学习目标

1. 具有高度的责任心和耐心,体谅患儿家长的心情。
2. 掌握不同年龄儿童正常尿量、少尿和无尿的标准。掌握急性肾小球肾炎、肾病综合征的护理评估、常见护理诊断/问题、护理措施。
3. 了解儿童泌尿系统解剖、生理特点。
4. 学会运用所学知识对泌尿系统疾病患儿进行整体护理,并进行健康指导。

第一节 儿童泌尿系统解剖、生理特点

（一）解剖特点

1. **肾** 儿童年龄越小,肾脏相对越大,位置越低,下极可低至髂嵴以下第 4 腰椎水平,2 岁以后才达到髂嵴以上。故 2 岁以内儿童腹部触诊时容易扪及。

2. **输尿管** 婴幼儿输尿管长而弯曲,管壁肌肉及弹力纤维发育不良,容易受压及扭曲而导致梗阻,易发生尿潴留而诱发感染。

3. **膀胱** 婴儿膀胱位置比年长儿和成人高,尿液充盈时,易在腹部触及;随着年龄的增长逐渐降入骨盆内。膀胱排尿受脊髓和大脑控制,至 1.5 岁左右时经训练可自主排尿。膀胱容量(ml)约为(年龄+2)×30,年龄单位为岁。

4. **尿道** 新生儿女婴尿道仅长 1cm(性成熟期 3~5cm),外口暴露且接近肛门,易受粪便污染引起上行感染。男婴尿道虽长,但常因包皮过长、包茎污垢积聚而引起上行感染。

（二）生理特点

1. **肾功能** 新生儿出生时肾单位数量已达成人水平,但其生理功能尚不完善。肾小球滤过率、肾血流量、肾小管的重吸收能力及排泄功能均不成熟,对水及电解质平衡的调节较差,故易发生水、电解质紊乱及酸碱平衡失调等。

2. **排尿次数及尿量** 生后最初数日每日排尿 4~5 次,由于儿童新陈代谢旺盛,进水量较多而膀胱容量较小,排尿次数频繁,1 周后可增至 20~25 次,1 岁时每日排尿 15~16 次,学龄前每日 6~7 次。儿童尿量个体差异较大,正常婴儿每昼夜尿量为 400~500ml,幼儿 500~600ml,学龄前儿童 600~800ml,学龄儿童 800~1400ml。学龄儿童每日尿量<400ml,学龄前儿童<300ml,婴幼儿<200ml,即为少尿。每日尿量<50ml 为无尿。

3. **尿液特点**

（1）外观：出生后前几天尿液色较深，稍混浊，放置后有红褐色沉淀，为尿酸盐结晶。正常婴幼儿尿液淡黄透明，但在寒冷季节放置后可出现乳白色沉淀，此为盐类结晶而使尿液变混浊。

（2）尿比重：出生较低，1岁后接近成人。

（3）酸碱度：生后最初几天酸性较强，以后接近中性或弱酸性，1岁后接近成人。

（4）尿蛋白：正常小儿尿中含微量蛋白，蛋白定性为阴性。

（5）尿沉渣检查：正常情况下，红细胞<3个/高倍视野（HP），白细胞<5个/高倍视野（HP），一般无管型。

（6）12小时尿沉渣计数（Addis计数）：红细胞<50万，白细胞<100万，管型<5000个。

第二节　急性肾小球肾炎

 工作情景与任务

导入情景：

吴女士晨起发现儿子毛毛眼睑水肿，尿液呈浓茶色，遂到医院就诊。经医生了解毛毛2周前曾患急性扁桃体炎，经查尿常规：蛋白（+），RBC（+++），初步诊断"急性肾小球肾炎"。

工作任务：

1. 确定该患儿的护理诊断。

2. 观察患儿病情变化。

3. 合理安排患儿饮食及活动。

急性肾小球肾炎（acute glomerulo nephritis，AGN））简称急性肾炎，是一组不同病原所致的感染后免疫反应造成的急性弥漫性肾小球损害的疾病。临床上以水肿、少尿、血尿、高血压为特点。可分为急性链球菌感染后肾小球肾炎和非链球菌感染后肾小球肾炎，临床以前者多见，最常见的病原体是A组β溶血性链球菌，故本节重点介绍此种类型。以5～14岁多见，2岁以下儿童少见，男、女之比为2∶1。

【护理评估】

（一）健康史

评估患儿发病前有无上呼吸道感染（如扁桃体炎）、猩红热、皮肤感染等链球菌感染史，一般呼吸道感染所致者需1～2周，皮肤感染者稍长，需2～4周。评估既往有无类似疾病发生及治疗情况等。

（二）身体状况

1. **一般表现**　病初可有全身不适、发热、乏力、头晕、食欲缺乏、恶心、呕吐等症状，部分患儿可见呼吸道感染或皮肤感染残存病灶。

2. **典型表现**

（1）水肿、少尿：是最常见和最早出现的症状，为就诊的主要原因。70%的病例有水肿，轻者仅累及眼睑和颜面（图9-1），晨起明显，重者1～2天内波及全身。一般多为轻、中度水肿，呈非凹陷性。水肿同时伴少尿，重者可出现无尿。一般在1～2周内随着尿量增多水肿逐渐消退。

（2）血尿：起病时几乎均有血尿,50% ~70% 患儿有肉眼血尿。酸性尿时呈浓茶色或烟灰水样,中性或碱性尿时则呈红色或洗肉水样。肉眼血尿多在1~2周内逐渐消失,转为镜下血尿,镜下血尿一般持续1~3个月或更长时间。并发感染时或运动后血尿可暂时加剧。

（3）高血压:30% ~80% 患儿可有高血压,出现头痛、头晕、恶心、眼花等症状,血压多在 120 ~150/80 ~110mmHg(16.0 ~20.0/10.7 ~14.4kPa),一般在1~2周内随尿量增多而降至正常。

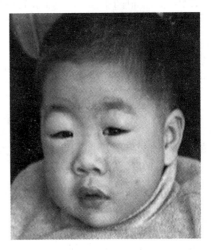

图 9-1　面部水肿

3. 严重表现　少数患儿在起病1~2周内(尤其是第1周)出现下列严重表现,若不及早发现、及时治疗,可危及生命。

（1）严重循环充血:常发生在起病1周内,由于水、钠潴留,血浆容量增加而出现循环充血。当肾炎患儿出现呼吸急促和肺部湿啰音时,应警惕循环充血的可能性,严重者可出现呼吸困难、端坐呼吸、颈静脉怒张、频咳、吐粉红色泡沫痰、两肺满布湿啰音、心脏扩大甚至出现奔马律、肝大而硬、水肿加剧。少数可突然发生,病情急剧恶化。

（2）高血压脑病:由于脑血管痉挛,导致缺血、缺氧、血管渗透性增高而发生脑水肿。近年来也有人认为是脑血管扩张所致。常发生在疾病早期,血压突然上升之后,血压往往在150 ~160/100 ~110mmHg 以上。年长儿会主诉剧烈头痛、呕吐、复视或一过性失明,严重者突然出现惊厥、昏迷。

（3）急性肾衰竭:病初出现严重少尿或无尿,引起暂时性氮质血症、代谢性酸中毒及电解质紊乱(高钾、低钠)等,一般持续3~5日,不超过10天,在尿量逐渐增多后,病情好转;若持续数周不恢复,则预后差。

（三）心理-社会状况

由于医疗上对患儿活动及饮食的严格限制、与家人及伙伴的分离、学习生活的中断、担心住院使得家庭经济负担加重等,可产生焦虑、抑郁等心理。家长因缺乏本病有关知识,出现烦躁、渴望寻求帮助等心理。

（四）辅助检查

1. 尿液检查　尿沉渣镜检可见较多红细胞,早期可见白细胞和上皮细胞(并非感染),有透明、颗粒、红细胞等多种管型。尿蛋白(+ ~ +++)。

2. 血液检查　血常规检查常有轻度至中度贫血,主要与血容量增加、血液稀释有关,白细胞一般轻度升高或正常。血沉增快。血清总补体(CH50)和补体 C_3 早期显著下降,多在6~8周恢复正常。血清抗链球菌溶血素"O"(ASO)大多增高(咽炎引发者明显,皮肤感染引发者升高不多)。

3. 肾功能　少尿期有轻度氮质血症,尿素氮、肌酐暂时升高,肾小管功能正常。

（五）治疗要点

本病为自限性疾病,无特异治疗。主要是休息,控制钠及水的入量,对症处理及防止严重表现。治疗用药:①利尿剂:一般用氢氯噻嗪口服,重者呋塞米静脉注射或口服;②降压药:经休息、限制钠水摄入及利尿而血压仍高者,首选硝苯地平口服或舌下含服,高血压脑病首选硝普钠静脉滴注;③清除残存感染灶:应用青霉素 10～14 天。

【常见护理诊断/问题】

1. 体液过多　与肾小球滤过率降低、水钠潴留有关。

2. 营养失调:低于机体需要量　与水肿、限盐致食欲缺乏有关。

3. 活动无耐力　与水肿、高血压有关。

4. 潜在并发症:严重循环充血、高血压脑病、急性肾衰竭。

5. 焦虑　与医疗性限制、病程长及缺乏对疾病的了解等有关。

【护理目标】

1. 患儿尿量增多,水肿减轻或消退。

2. 患儿食欲正常,摄入足够营养。

3. 患儿能按要求参加活动,活动后无不适感。

4. 住院期间无并发症发生。

5. 患儿及家长情绪稳定,能积极配合治疗及护理。

【护理措施】

（一）减轻及消除水肿

1. 限制钠、水的摄入　少尿和水肿期间,应限制水和钠盐的摄入,每日食盐量 1～2g。

2. 注意肾区保暖　每日热敷腰部 1 次,每次 15～20 分钟,可解除肾血管痉挛,促进血液循环,增加肾血流量,使尿量增多,减轻水肿。

3. 按医嘱用利尿药　早期具有明显水肿、少尿、高血压及全身循环充血者,均应按医嘱给予利尿剂,用药后注意观察药效和不良反应。氢氯噻嗪对胃肠道有刺激,应餐后服用。呋塞米静脉注射后注意观察有无水、电解质紊乱。

4. 评估并记录患儿水肿变化情况　准确记录 24 小时出、入液体量,每日或隔日测体重 1 次,以了解水肿消长情况和治疗效果。

（二）调整饮食

1. 选择适当食物　早期供给易消化的高糖、高维生素、适量脂肪的低盐或无盐饮食,少食多餐。一般不必严格控制蛋白质的摄入,但有氮质血症时应限制蛋白质入量,可给优质动物蛋白 0.5g/(kg·d)。限制含钾多的食物,如柑橘、香蕉、马铃薯等。尿量增加、水肿消退、血压正常后逐渐恢复到正常饮食。

2. 制订食谱　胃肠道黏膜水肿及低盐饮食使患儿食欲缺乏,在不违反饮食原则的前提下尽量满足患儿的饮食习惯和要求。可利用糖、醋及其他调料来满足味觉需要,保证营养的摄入。也可在做菜时不放盐,吃时蘸适量盐水,既可刺激食欲,又能控制盐量摄入。

（三）控制活动量

起病 2 周内绝对卧床休息,待水肿消退、血压正常、肉眼血尿消失后,可下床轻微活动或到户外散步;尿内红细胞减少(<10 个/HP)及血沉正常方可上学,但应避免剧烈活动;Addis计数正常后可恢复正常活动。

（四）密切观察病情变化,预防严重病例发生

1. 预防严重循环充血　观察患儿呼吸、心率、肝脏大小和精神状态,如患儿出现烦躁不安、发绀、呼吸困难、不能平卧、肝脏增大等,警惕发生严重循环充血,立即让患儿取半卧位、

吸氧,及时报告医生,遵医嘱予快速利尿剂如呋塞米。

2. 预防高血压脑病 监测血压,如血压突然升高、出现剧烈头痛、呕吐、一过性失明、惊厥等,提示可能发生高血压脑病。立即让患儿卧床,头部稍抬高,并立即报告医生,配合救治。按医嘱用硝普钠,注意药液新鲜配制,放置 4 小时后不能再用;整个输液系统需避光;药液不要漏到血管外,以免引起组织坏死;用药时严密监测血压、心率和药物副作用,根据血压随时调整滴速,每分钟不宜超过 8μg/kg,以防发生低血压。除降压外需镇静,脑水肿时给予脱水剂。

3. 预防急性肾衰竭 注意观察尿量、尿色及水肿情况,每日测体重,准确记录 24 小时出入液体量,按医嘱准确留取尿标本送检,每周 2 次,以了解病情变化。若持续少尿甚至无尿,提示可能发生急性肾衰竭,及时报告医生,进行相应处理。

(五)健康指导

1. 向患儿及家长介绍病情、护理要点和预后估计,说明本病是一种自限性疾病,95% 以上能痊愈。

2. 强调限制患儿活动和饮食的重要性并给予指导,说明休息可增加肾血流量,减轻水钠潴留,减轻心脏负担,防止发生严重表现。

3. 做好出院指导,出院后要按要求限制患儿活动,每周到医院查尿常规 1 次,病程 2 个月后改为每月 1 次,随访 6 个月。

4. 强调预防本病的关键是防治链球菌感染,一旦发生上呼吸道或皮肤感染,要及早应用抗生素彻底治疗,感染后 1~4 周内应随访尿常规。

【护理评价】

患儿水肿是否减轻或消退;营养摄入是否正常;活动耐力有否增加;患儿是否无发生并发症;患儿及家长情绪是否稳定,能否掌握预防本病的知识。

第三节 肾病综合征

 工作情景与任务

导入情景:

患儿阳阳,因肾病综合征住院 2 天,儿科护士小张早晨巡视病房时发现患儿水肿明显,阴囊也出现水肿,同时有呼吸困难,小张立即将患儿半卧位休息,并及时通知了医生。

工作任务:

1. 确定患儿目前首要的护理诊断。
2. 为患儿制订相应的护理措施。

肾病综合征(nephrotic syndrome,NS)是一组由多种病因造成肾小球基底膜通透性增高,大量蛋白从尿中丢失的临床综合征。主要特点是全身明显水肿、大量蛋白尿、低白蛋白血症和高胆固醇血症,即"三高一低"四大特征。本病的病因尚不明确,多认为与机体免疫功能异常有关。分为原发性和继发性两大类,小儿时期绝大多数是原发性,原发性又分单纯性肾病

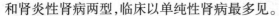

和肾炎性肾病两型,临床以单纯性肾病最多见。

【护理评估】

(一)健康史

询问患儿起病急缓,有无感染、劳累等诱因,患儿是否为过敏体质,近来有无预防接种史,是初发还是复发,发病后的治疗情况等。

(二)身体状况

1. 单纯性肾病 发病年龄以 2 ~ 7 岁多见,男孩较女孩多见(2 ~ 4:1)。一般起病隐匿,多无明显诱因。水肿最常见,始于眼睑,以后逐渐遍及全身,以颜面、下肢、阴囊最为明显,重时两眼难以睁开,阴囊皮肤薄而透明,可有腹水、胸腔积液。水肿呈凹陷性。患儿病初一般情况好,继之出现面色苍白、疲倦、食欲缺乏、精神萎靡等。水肿严重者可有少尿,但大多无血尿和高血压。

2. 肾炎性肾病 发病年龄多在 7 岁以上。水肿一般不严重,除具备肾病四大特征外,还具备以下四项中的一项或多项:①持续镜下血尿或发作性肉眼血尿;②持续或反复高血压;③持续性氮质血症;④血清总补体和补体 C_3 降低。

3. 并发症

(1) 感染:是最常见的并发症,尤其是上呼吸道感染。感染可使病情加重或反复,并且影响激素疗效。

(2) 电解质紊乱:常见低钠血症、低钾血症、低钙血症,主要由于长期限盐、大量使用利尿剂等所致。

(3) 血栓形成:以肾静脉血栓最常见,可突发腰痛或腹痛、出现血尿或血尿加重、少尿甚至急性肾衰竭。

(4) 低血容量休克:多见于起病或复发时,或大量利尿后,有效循环血量明显减少,出现烦躁不安、四肢湿冷、皮肤花纹、脉搏细速、心音低钝、血压下降等。

(三)心理-社会状况

年长儿因长期应用激素治疗引起形象改变会产生自卑心理;由于学习中断、与同伴分离等,可产生焦虑、抑郁、烦躁等心理反应。家长因为知识缺乏,担忧患儿的严重水肿及激素治疗的副作用,渴望获得相关知识,愿意与医护人员配合。

(四)辅助检查

1. 尿液检查 尿蛋白定性多呈(+++ ~ ++++),大多可见透明管型和颗粒管型,肾炎性肾病患儿尿内红细胞可增多。24 小时尿蛋白定量≥50mg/(kg·d)。

2. 血液检查 血浆总蛋白及清蛋白明显减少;胆固醇增多;血沉增快。肾炎性肾病者可有血清补体降低、不同程度的肾功能障碍及氮质血症。

3. 其他检查 怀疑肾静脉血栓形成可行 B 超或数字减影血管造影,必要时可行诊断性肾活检。

(五)治疗要点

治疗首选是用肾上腺糖皮质激素(泼尼松),总疗程 8 周至 12 个月(短程疗法为 8 周;中程疗法为 6 个月;长程疗法为 9 个月),激素疗效不佳者加用免疫抑制剂如环磷酰胺,其次是对症治疗。

知识窗

泼尼松治疗肾病综合征

1. 短程疗法　泼尼松2mg/(kg·d),最大量60mg/d,分次服用,共4周。4周后不管效果如何,均改泼尼松1.5mg/kg隔日晨顿服,共4周,全疗程共8周,然后骤然停药。短程疗法易复发,国内少用。

2. 中、长程疗法　可用于各种类型的肾病综合征。先以泼尼松2mg/(kg·d),最大量60mg/d,分次服用。若4周内尿蛋白转阴,至少巩固2周开始减量,以后改为隔日2mg/kg早餐后顿服,继续服用4周,以后每2~4周总量中减2.5~5mg,直至停药,疗程必须达6个月(中程疗法)。开始治疗后4周尿蛋白未转阴者可继续服至尿蛋白转阴后2周,一般不超过8周。以后再改为隔日2mg/kg早餐后顿服,继续服用4周,以后每2~4周减量一次,直至停药,疗程9个月(长程疗法)。

【常见护理诊断/问题】

1. 体液过多　与低蛋白血症和钠、水潴留有关。

2. 营养失调:低于机体需要量　与蛋白丢失、消化吸收功能降低有关。

3. 有感染的危险　与水肿及免疫力低下有关。

4. 潜在并发症:电解质紊乱、药物治疗的副作用。

5. 焦虑　与病程长、学习中断、形象改变及知识缺乏等有关。

【护理目标】

1. 患儿水肿减轻或消退。

2. 患儿摄入足够营养,能满足机体的需要。

3. 患儿不发生感染。

4. 防止并发症的发生。

5. 患儿及家长了解病情,焦虑缓解。

【护理措施】

(一) 减轻水肿

1. 适当休息　严重水肿、高血压者需卧床休息,以减轻肾脏和心脏负担,因胸腔积液、腹腔积液导致呼吸困难者,取半卧位;一般不必严格限制活动,每日可定时下床轻微活动,可促进血液循环,防止血栓形成,但不要过度劳累,以免病情反复。

2. 调整钠、水入量　一般不必过分限制钠、水的入量,重度水肿和严重高血压者适当限制。

3. 按医嘱用药　按医嘱正确地应用利尿剂、低分子右旋糖酐及清蛋白,并观察患儿用药前、后尿量及水肿变化。

4. 评估水肿变化情况　每天测体重1次或按压水肿部位观察,有腹水者每日测腹围1次,同时记录24小时出入液体量。

(二) 调整饮食

1. 活动期饮食调整　一般不需特别限制饮食,但因消化道黏膜水肿使得消化能力减弱,应给易消化的饮食,如优质动物蛋白、低脂肪、足量碳水化合物和高维生素饮食。大量蛋白尿期间蛋白摄入量控制在1.5~2g/(kg·d)为宜。因摄入过量蛋白可造成肾小球高滤过,使肾小管细胞功能受损。加用免疫抑制剂治疗时注意与患儿及家长沟通,制订可口食谱,保证营养摄入。

2. **恢复期饮食调整** 尿蛋白消失后长期用糖皮质激素治疗期间,应增加蛋白质的摄入,因糖皮质激素使机体蛋白质分解代谢增强,易出现负氮平衡;少食动物性脂肪,以植物性脂肪或鱼油为宜,同时增加富含可溶性纤维的饮食如燕麦、米糠及豆类等控制脂类的吸收;糖皮质激素有排钾作用,长期应用可造成机体缺钾,鼓励患儿进食富含钾的食物,如香蕉、橘子等;注意补充钙剂及维生素 D。

（三）预防感染

1. **实行保护性隔离** 与感染性疾病患儿分住,有条件者安排单人病室。严格执行探视制度,拒绝有明显感染表现的探视者进入病室,病室应定期消毒。避免带患儿到公共场所。

2. **加强皮肤护理**

（1）保持床铺整洁、干燥,被褥松软。水肿严重时,在臀部和四肢受压部位衬棉垫圈,或用气垫床,防止受压部位循环障碍而发生感染。

（2）阴囊水肿时可用棉垫或丁字带托起,保持局部干燥,防止皮肤破损。帮助患儿每1～2 小时翻身一次。

（3）注意保持皮肤清洁、干燥,每日用温水清洗皮肤,擦干后在皮肤皱褶处撒爽身粉。帮助患儿勤剪指甲,勿让患儿抓伤皮肤。

（4）严格无菌操作,静脉穿刺时要求一次成功,拔针后按压局部直至不渗液为止。重度水肿时尽量避免肌内注射,以防药液外渗而导致局部潮湿、糜烂或感染。皮肤破损处涂碘伏预防感染。

3. **监测体温及白细胞计数** 观察患儿有无发热、咳嗽等感染表现,检测体温和白细胞数。一旦发生感染,及时遵医嘱应用抗生素。

（四）密切观察病情,防止并发症

1. 注意观察水肿、每日尿量、尿蛋白变化及血浆蛋白恢复情况,监测电解质变化,一旦发生异常,及时通知医生给予相应处理。

2. 按医嘱正确用药,注意观察药物副作用

（1）观察糖皮质激素的副作用:①监测血压变化,每日测血压 1～2 次,发现异常及时报告医生;②注意保护胃黏膜,避免空腹吃药,不吃坚硬及有刺激的食物,观察患儿大便颜色,若有黑便及时报告医生,必要时按医嘱加用抗胆碱药或抗酸药等;③注意库欣综合征(图 9-2)如满月脸、多毛、向心性肥胖、皮肤紫纹等表现。

（2）观察免疫抑制剂的副作用:环磷酰胺主要副作用有白细胞减少、脱发、胃肠道

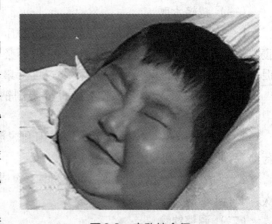

图 9-2　库欣综合征

反应、肝功能损害、出血性膀胱炎,远期副作用为性腺损害,因此用药期间多饮水,定期检测白细胞计数,避免青春前期和青春期用药。

（五）健康指导

1. 向患儿及家长讲解本病有关知识、患儿病情、护理要点、预后等；强调激素治疗的重要性，使得患儿和家长能够主动配合并按计划服药；介绍如何观察并发症的早期表现以及并发症的预防方法。

2. 做好出院指导，强调要遵医嘱继续按时服用激素，定期来院复查，逐渐递减激素剂量，不可随便减量或停药，以免复发；说明感染和劳累是造成复发的主要诱因，讲解预防措施，一旦发生感染应及时治疗；预防接种应在停药 1 年后进行；教会较大儿童和家长用试纸检测尿蛋白的变化。

【护理评价】

患儿水肿是否减轻或消退；患儿能否摄入足够营养，满足机体需要；患儿住院期间是否不发生感染；患儿住院期间是否无并发症发生；家长是否了解本病相关知识。

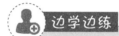

边学边练

实践 8　泌尿系统疾病患儿的护理

（付　雨）

思考题

1. 小明,6 岁,男孩,2 天来出现眼睑水肿,尿少、呈鲜红色来诊。查体:眼睑、颜面明显水肿,按压非凹陷性,血压 15.0kPa/10.8kPa（130/90mmHg）。尿常规检查:尿蛋白（++）,红细胞 15 个/HP,可见红细胞管型,ASO 增高,C_3 下降。初步诊断为"急性肾小球肾炎"。

问题:

（1）该患儿主要的护理诊断/问题是什么?

（2）如何对患儿进行饮食和活动护理?

（3）护士应该给患儿及家庭提供哪些健康指导?

2. 患儿,男,7 岁,全身水肿 1 周入院。1 周前开始于眼睑出现水肿,渐累及全身。查体:一般状态差,面色苍白,眼睑、颜面明显水肿,按压凹陷性,血压正常。辅助检查:尿蛋白（++++）,红细胞 3 个/HP,未见红细胞管型。血清总蛋白 40g/L,白蛋白 14.8g/L,血清总胆固醇 11.45mmol/L。初步诊断为"肾病综合征"。

问题:

（1）该患儿的主要护理诊断/问题是什么?

（2）针对患儿水肿应采取哪些护理措施?

第十章 血液系统疾病患儿的护理

第一节 儿童造血和血液的特点

一、造血特点

儿童造血可分为胚胎期造血和生后造血。

(一)胚胎期造血

胚胎期造血包括三个不同的造血期(图 10-1),即中胚叶造血期、肝脾造血期、骨髓造血期。首先在中胚叶的卵黄囊出现造血细胞,然后在肝、脾,最后在骨髓、胸腺及淋巴结等处。

(二)生后造血

1. 骨髓造血 出生后主要是骨髓造血。婴儿期所有的骨髓均为红髓,全部参与造血,以满足生长发育的需要。5~7 岁黄髓逐渐增多,而红髓相应减少。年长儿及成人红髓仅分布于肋骨、胸骨、脊椎、骨盆、颅骨、锁骨、肩胛骨及长骨近端。但黄髓具有潜在的造血功能,当造血需要增加时,它可转变成红髓参与造血。

2. 骨髓外造血 是儿童造血器官的一种特殊反应。当发生感染或贫血等造血需要增加时,肝、脾和淋巴结可恢复到胎儿时期的造血状态,故出现肝、脾、淋巴结肿大,同时外周血中可出现有核红细胞和(或)幼稚中性粒细胞,称骨髓外造血。当感染及贫血纠正后即恢复正常。

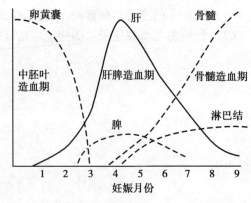

图 10-1 胚胎期造血坐标图

二、血液特点

（一）红细胞数和血红蛋白量

由于胎儿期处于相对缺氧状态,故红细胞数和血红蛋白量均较高,出生时红细胞数 $(5.0 \sim 7.0) \times 10^{12}/L$,血红蛋白量 $150 \sim 220g/L$。随着自主呼吸的建立,血氧含量增高,红细胞破坏较多,红细胞生成素减少,骨髓造血功能暂时下降,婴儿生长发育迅速,循环血量迅速增加等因素,红细胞数和血红蛋白量逐渐降低,至生后 $2 \sim 3$ 个月时红细胞数降至 $3 \times 10^{12}/L$ 左右,血红蛋白量降至 $110g/L$ 左右,出现轻度贫血,称为"生理性贫血"。3 个月以后随着红细胞生成素的增加,红细胞数和血红蛋白量又逐渐上升,约 12 岁时达成人水平。

（二）白细胞计数与分类

出生时白细胞总数为 $(15 \sim 20) \times 10^9/L$,生后 $6 \sim 12$ 小时达 $(21 \sim 28) \times 10^9/L$,之后逐渐下降,婴儿期维持在 $10 \times 10^9/L$ 左右,8 岁以后接近成人水平。白细胞分类主要是中性粒细胞(N)与淋巴细胞(L)比例的变化。出生时中性粒细胞约占 65%,淋巴细胞约占 30%。随着白细胞总数的下降,中性粒细胞比例也相应下降,淋巴细胞比例上升,至生后 $4 \sim 6$ 天时两者比例约相等。以后继续变化,淋巴细胞比例上升达 60%,中性粒细胞降达 35%,以后中性粒细胞比例上升,淋巴细胞比例下降,至 $4 \sim 6$ 岁时两者又相等。7 岁后白细胞分类与成人相似。

（三）血小板数

与成人相似,为 $(150 \sim 300) \times 10^9/L$。

（四）血容量

小儿血容量相对较成人多,新生儿血容量约占体重的 10%,平均 300ml;年长儿血容量占体重的 8% ~ 10%;成人血容量占体重的 6% ~ 8%。

第二节 儿童贫血概述

贫血(anemia)是指末梢血中单位容积内红细胞数、血红蛋白量或红细胞比容低于正常。儿童的红细胞数和血红蛋白量随年龄不同而有差异,在诊断贫血时必须参照不同年龄的正常值。按世界卫生组织提出的标准:6 个月至 6 岁血红蛋白 $<110g/L$、$6 \sim 14$ 岁血红蛋白 $<120g/L$(海拔每升高 1000m,血红蛋白上升 4%)是诊断儿童贫血的标准;6 个月以下的婴儿由于生理性贫血等因素,血红蛋白值变化较大,目前国际尚无统一标准。我国儿童血液病学会(1989 年)暂定:新生儿期血红蛋白 $<145g/L$、$1 \sim 4$ 个月时血红蛋白 $<90g/L$、$4 \sim 6$ 月时血红蛋白 $<100g/L$ 者为贫血。

一、贫血的分度

根据末梢血中血红蛋白量和红细胞数可将贫血分为轻度、中度、重度、极重度四度(表 10-1)。

表 10-1 贫血的分度

	轻度	中度	重度	极重度
血红蛋白量(g/L)	90 ~ 120	60 ~ 90	30 ~ 60	<30
红细胞数(10^{12}/L)	3 ~ 4	2 ~ 3	1 ~ 2	<1
新生儿血红蛋白量(g/L)	120 ~ 144	90 ~ 120	60 ~ 90	<60

二、贫血的分类

（一）病因分类

1. **红细胞和血红蛋白生成不足** ①造血物质缺乏：营养性缺铁性贫血、营养性巨幼细胞性贫血等；②骨髓造血功能障碍：再生障碍性贫血或各种原因如放射线、化学物质、药物等所致的骨髓抑制；③其他：感染性贫血、慢性肾疾病所致的贫血等。

2. **溶血性贫血** ①红细胞内在异常：如遗传性球形红细胞增多症、葡萄糖-6-磷酸脱氢酶缺陷病、血红蛋白病等。②红细胞外在因素：免疫因素如新生儿溶血症、自身免疫性或药物所致的溶血性贫血等；感染因素如细菌或疟原虫对红细胞破坏；理化因素如烧伤、苯、蛇毒等可直接破坏红细胞；其他如脾功能亢进、弥散性血管内凝血等。

3. **失血性贫血** ①急性失血：如创伤性大出血、出血性疾病等；②慢性失血：如溃疡病、钩虫病、鲜牛奶过敏、肠息肉等引起的贫血。

（二）形态分类

根据红细胞平均容积（MCV）、红细胞平均血红蛋白量（MCH）和红细胞平均血红蛋白浓度（MCHC）的值，将贫血分为四类（表10-2）。

表10-2 贫血的细胞形态分类

	MCV（fl）	MCH（pg）	MCHC（%）
正常值	80~94	28~32	32~38
大细胞性	>94	>32	32~38
正细胞性	80~94	28~32	32~38
单纯小细胞性	<80	<28	32~38
小细胞低色素性	<80	<28	<32

第三节 营养性缺铁性贫血

 工作情景与任务

导入情景：

甜甜，1岁2个月，食欲差，面色苍白，不爱活动，到医院就诊。经询问：生后人工喂养，以牛奶为主，7~8个月开始加粥、米粉、偶尔吃鸡蛋，但从未加过肉末、肝泥、蔬菜等。现体重8.8kg，能站，不会走。经查血常规，初步诊断"营养性缺铁性贫血"。

工作任务：

1. 明确营养性缺铁性贫血的病因。

2. 口服铁剂的注意事项。

3. 向患儿家长进行喂养指导。

营养性缺铁性贫血（iron deficiency anemia，IDA）是由于体内铁缺乏导致血红蛋白合成减少而引起的一种贫血，在小儿贫血中最常见。临床上以小细胞低色素性贫血、血清铁蛋白

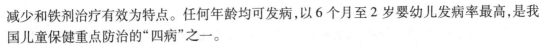

减少和铁剂治疗有效为特点。任何年龄均可发病,以6个月至2岁婴幼儿发病率最高,是我国儿童保健重点防治的"四病"之一。

【概述】

(一) 病因

1. 先天铁储存不足 胎儿最后3个月从母体获得的铁最多,如早产、双胎、胎儿失血和孕母贫血等均可使胎儿储铁减少。

2. 铁摄入不足 是缺铁性贫血的主要原因。人乳、牛乳、谷物中含铁量均较低,如不及时添加富含铁的辅食,则易发生缺铁性贫血。

3. 生长发育快 早产儿、婴儿、青春期儿童生长发育迅速,需铁量增加,如不及时添加含铁丰富的辅食就很容易造成缺铁。

4. 铁吸收、利用障碍 食物搭配不合理可使铁吸收减少,如维生素C、果糖、氨基酸等还原物质可促进铁的吸收,植物纤维、茶、牛乳、蛋、咖啡、钙剂等可妨碍铁的吸收。消化道畸形、慢性腹泻等可致铁吸收障碍。

5. 铁丢失过多 钩虫病、肠息肉等长期慢性失血可导致铁丢失过多;用不经加热处理的鲜牛乳喂养婴儿,可因对蛋白过敏出现肠出血(每日失血约0.7ml)而致铁丢失。

(二) 发病机制

缺铁时血红素生成不足,进而血红蛋白合成减少,导致新生红细胞内血红蛋白含量不足,细胞质少使细胞体积变小;而缺铁对细胞的分裂、增殖影响较小,故红细胞数量减少的程度不如血红蛋白减少明显,从而形成小细胞低色素性贫血。同时缺铁也可造成多种含铁酶的活性下降,引起细胞功能紊乱,从而产生非造血系统症状。

 知识窗

营养性缺铁性贫血对健康的危害

①缺铁的生化改变:使多种酶活性降低严重影响机体代谢过程的进行,是多系统临床症状发生的生化基础。②对免疫的影响:中性粒细胞吞噬杀菌功能和细胞的免疫功能的损害最突出。③对行为和智能的影响:学龄前儿童有学习困难,尤其是语言发育障碍。④胃肠道功能:有十二指肠炎、胃炎、肠黏膜萎缩等多种物质吸收障碍。⑤对内分泌的影响:含铁蛋白p-450在肾上腺皮质中有很高浓度与糖皮质激素合成有关,缺铁损害肾上腺功能。

【护理评估】

(一) 健康史

评估母亲孕期有无贫血。患儿是否早产、多胎,询问患儿年龄、生长发育情况、喂养方法或饮食习惯、辅食添加的时间及种类。患儿有无消化道畸形、慢性腹泻等疾病。

(二) 身体状况

1. 一般贫血表现 皮肤黏膜逐渐苍白,以口唇、口腔黏膜及甲床最为明显。易疲乏无力,不爱活动,常有烦躁不安或精神不振,体重不增或增加缓慢。年长儿可诉头晕、眼前发黑、耳鸣等。

2. 骨髓外造血表现 肝、脾、淋巴结可轻度肿大。年龄愈小、病程愈久,贫血愈重,肝脾肿大愈明显。

3. 非造血系统表现

（1）消化系统：食欲缺乏，可有呕吐、腹泻；少数有异食癖，如喜食泥土、墙皮、煤渣等；可出现口腔炎、舌炎或舌乳头萎缩；重者可出现萎缩性胃炎或吸收不良综合征等。

（2）神经系统：婴幼儿表现为烦躁不安、易激惹或萎靡不振；年长儿常注意力不集中、多动、记忆力减退，智力低于同龄儿。

（3）心血管系统：明显贫血时心率增快、心脏扩大，可发生心力衰竭。

（4）其他：皮肤干燥、毛发枯黄易脱落；因细胞免疫功能低下，常合并感染；可因上皮组织异常而出现反甲（匙状指）。

（三）心理-社会状况

年长儿由于学习时注意力不易集中、记忆力减退，学习成绩下降，加之家长、学校老师及同学缺乏相关知识而不理解患儿，甚至指责和歧视，患儿可产生自卑、厌学等心理问题。家长因知识缺乏而焦虑、歉疚。对有异食癖的患儿，家长和社会往往不能正确对待，过多的责备会对患儿心理产生极其不良的影响。

（四）辅助检查

1. 血象　血红蛋白降低比红细胞数减少更明显，呈小细胞低色素性贫血。涂片可见红细胞大小不等，以小细胞为主，中央淡染区扩大（文末彩图10-2）。网织红细胞数正常或轻度减少。白细胞、血小板一般无改变。

2. 骨髓象　骨髓增生活跃，以中、晚幼红细胞增生为主。各期红细胞均较小，显示细胞质成熟程度落后于胞核。粒细胞系和巨核细胞系一般无明显改变。

3. 铁代谢的检查　血清铁蛋白（SF）<12μg/L，血清铁（SD）<10.7μmol/L，总铁结合力（TIBC）升高（>62.7μmol/L）。

（五）治疗要点

治疗原则为祛除病因、应用铁剂、必要时输血。

1. 祛除病因　合理喂养，及时添加含铁丰富的食物，纠正偏食。积极治疗引起贫血的原发性疾病。

2. 应用铁剂　铁剂是治疗缺铁性贫血的特效药。口服铁剂经济、安全、副作用小。二价铁易吸收，常用的口服铁剂有硫酸亚铁、富马酸亚铁、葡萄糖酸亚铁等。铁剂应服用至血红蛋白达正常水平后6~8周，以增加铁的储备。

3. 输血　重症贫血并发心力衰竭或明显感染者可输血，以输新鲜浓缩红细胞为宜，每次2~3ml/kg，速度宜慢。贫血越重每次输血量应越少。

【常见护理诊断/问题】

1. 营养失调：低于机体需要量　与铁的摄入不足、食欲缺乏、吸收不良、丢失过多或消耗增加有关。

2. 活动无耐力　与贫血致组织、器官供氧不足有关。

3. 有感染的危险　与细胞免疫功能降低有关。

4. 潜在并发症：心力衰竭。

【护理目标】

1. 患儿食欲恢复正常，体内铁代谢检查指标恢复正常。

2. 患儿倦怠乏力有所减轻，活动后无心慌、气短。

3. 患儿住院期间不发生感染。

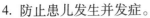

4. 防止患儿发生并发症。

【护理措施】

（一）满足营养需要

1. 向家长及年长患儿解释不良饮食习惯易导致本病,协助纠正不良的饮食习惯;提倡母乳喂养,按时添加含铁丰富的辅食。人工喂养儿补充铁强化食品如铁强化乳,鲜牛乳必须经加热处理后再喂养婴儿。

2. 提供含铁丰富的食物,如动物肝、动物血、瘦肉、豆类、紫菜、海带、黑木耳等,注意食物搭配;经常更换饮食品种,注意色、香、味的调配,增添新鲜感;创造良好的进食环境。

3. 按医嘱应用铁剂

（1）口服铁剂:铁剂对胃肠道有刺激,可致恶心、呕吐、腹泻或便秘、厌食、胃部不适及疼痛等,且铁剂吸收易受多种因素影响。故服用铁剂应注意:①宜从小剂量开始,1~2日内加至足量,并在两餐间服用,以减少对胃肠道的刺激;②铁剂可与维生素C、果汁、稀盐酸等同服,以利吸收;③忌与妨碍铁吸收的食物如牛奶、茶、咖啡、钙片等同服;④液体铁剂可使牙齿染黑,应用吸管或滴管服用,直接将药液送到舌根部;⑤服用铁剂后大便可变黑或呈柏油样,停药后恢复,应向家长说明原因,消除紧张心理。

（2）注射铁剂:因易出现不良反应,仅在不能口服铁剂的情况下使用,可用右旋糖酐铁、山梨醇枸橼酸铁复合物等。用药时应注意:①须深部肌内注射,最好分层注药,以利吸收、减轻疼痛、避免硬结形成;②注射前更换新针头(即抽药与注药不用同一针头)或注射器内留微量(约0.1ml)气体,以防药液漏入皮下组织致局部坏死;③每次注射须更换部位;④首次注射应严密观察1小时,警惕过敏现象的发生。注射铁剂可引起过敏如面红、荨麻疹、发热、关节痛、头痛或局部淋巴结肿大,个别可发生过敏性休克。

（3）疗效观察:铁剂治疗有效者在用药2~3天后网织红细胞升高,5~7天达高峰,2~3周后下降至正常;治疗1~2周后血红蛋白逐渐上升,患儿临床症状减轻,食欲增加;如服药3~4周仍无效,应查找原因。

（二）合理安排休息与活动

1. 轻、中度的贫血患儿 不必严格限制日常活动,生活应有规律,有足够的时间保证患儿充分休息,做适合个体的运动。

2. 重度贫血患儿 可有心悸、气短,活动后症状加重,应卧床休息,给予吸氧,以减轻心脏负担,协助患儿日常生活,定时测量心率。

3. 易烦躁、激动的患儿 护理人员应耐心细致看护、抚慰,使其保持安静,避免因哭闹而加重缺氧。同时各项护理操作应集中进行。

（三）预防感染

1. 施行保护性隔离 与感染患儿分室居住,以免交互感染,避免到人群集中的公共场所。

2. 做好口腔护理 因贫血患儿口腔黏膜屏障功能下降,易发生口腔感染。一般每日2次,鼓励患儿多饮水,可起到清洁口腔的作用。

3. 保持皮肤清洁 应勤洗澡、勤换内衣,对重症贫血卧床的患儿,要注意勤翻身,更换体位,按摩受压部位,防止发生压疮。

（四）观察病情,防止并发症

1. 观察病情变化 ①在自然光线下仔细观察口唇、口腔黏膜、眼结膜及甲床等皮肤黏膜苍白的表现;②注意有无头晕、眼花、昏厥等脑缺氧的表现;③对重症患儿应及时监测生命体征,如有异常应及时报告医生。

2. **防止发生心力衰竭**　重度贫血患儿应卧床休息以减少耗氧,取半卧位,使横膈降低,减少回心血量,必要时吸氧。对重症贫血患儿进行输血时应注意贫血愈重,一次输血量应愈小,速度应愈慢。密切观察心率、呼吸、尿量变化,若出现心悸、气促、发绀、肝大等表现时,应及时通知医生,并按心力衰竭护理。

（五）健康指导

向家长及年长儿讲该病的相关知识及护理要点:①提倡母乳喂养,及时添加辅食,如早产儿和低体重儿宜自2个月左右开始给予铁剂预防,足月儿4个月后应添加含铁及维生素C丰富且易消化的食物;②合理搭配饮食,培养良好饮食习惯,坚持正确用药;③定期体检,发现贫血及时治疗。

【护理评价】

经过治疗和护理患儿食欲是否正常,满足营养需要;活动后是否有心慌、气短,活动恢复正常;住院期间是否未发生感染等并发症发生。

第四节　营养性巨幼细胞性贫血

 工作情景与任务

导入情景:

儿科门诊护士小王接诊一名儿童,12个月,面色蜡黄,头发干枯,表情呆滞,反应迟钝,独坐不稳,不自主颤抖,肝脾轻度肿大。初步诊断"巨幼细胞性贫血"。

工作任务:

1. 协助家属进行辅助检查。
2. 向家长进行健康指导。

营养性巨幼细胞性贫血(nutritional megaloblastic anemia,NMA)是由于缺乏维生素 B_{12} 和(或)叶酸所引起的一种大细胞性贫血,其临床特点为贫血、神经精神症状、红细胞数减少比血红蛋白量减少明显、红细胞的胞体变大、用维生素 B_{12} 和(或)叶酸治疗有效。本病多见于婴幼儿,2岁以下居多。

病因主要有:①摄入量不足:喂养不当、不良饮食习惯等均可引起维生素 B_{12} 和叶酸缺乏。②需要量增加:婴幼儿生长发育较快,尤其是早产儿,对维生素 B_{12} 和叶酸的需要量增加,如不及时添加辅食易造成缺乏。③吸收障碍:胃壁细胞分泌的糖蛋白(内因子)缺乏可引起维生素 B_{12} 吸收减少;慢性腹泻、小肠病变等可致叶酸吸收减少。④疾病或药物因素:维生素C缺乏可使叶酸消耗增加;严重感染可致维生素 B_{12} 消耗量增加,如供给不足可致缺乏;长期服用广谱抗生素、抗叶酸药物、抗癫痫药等均可导致叶酸缺乏。

【护理评估】

（一）健康史

评估母亲孕期营养情况、患儿年龄、生长发育情况、喂养史(是否及时添加辅食、有无偏食）。了解患儿有无疾病及用药史。

（二）身体状况

1. 一般表现　起病缓慢，毛发稀疏发黄，颜面轻度水肿，多呈虚胖。

2. 贫血表现　患儿皮肤蜡黄，睑结膜、口腔黏膜、口唇、指甲等处苍白。常伴有肝、脾大。严重病例可有心脏扩大，可闻及收缩期杂音，甚至发生心力衰竭。

3. 神经精神症状　是本病患儿的特征性表现，主要是由于缺乏维生素 B_{12} 引起。患儿可出现烦躁不安、易怒等症状，表情呆滞，嗜睡，对外界反应迟钝，少哭不笑，智力及动作发育落后甚至倒退。重症病例可出现肢体、躯干、头部和全身震颤，手足无意识运动，甚至抽搐、感觉异常、共济失调、踝阵挛和巴宾斯基征阳性等。

4. 其他　常有食欲缺乏、厌食、恶心、腹泻、呕吐和舌炎等，重症患儿可有心脏扩大，心力衰竭，可闻及收缩期杂音。

（三）心理-社会状况

本病多见于婴幼儿时期，病程长会影响神经、精神的发育和小儿心理行为的发展。有震颤的患儿不能正常游戏和生活，会出现烦躁、易怒、哭闹甚至拒绝他人照顾等现象。家长由于缺乏本病的知识，担心患儿的病情会对今后造成影响，因而出现焦虑、担忧、歉疚。

（四）辅助检查

1. 血象　红细胞数减少比血红蛋白量减少更明显。呈大细胞性贫血。血涂片可见红细胞大小不等，以大细胞为多，中央淡染区不明显，中性粒细胞呈分叶过多现象。网织红细胞、白细胞、血小板计数常减少。

2. 骨髓象　红细胞系统增生明显活跃，粒、红细胞系统均出现巨幼变，表现为胞体变大，胞核的发育落后于细胞质。中性粒细胞、巨核细胞有分叶过多现象。

3. 血生化检查　血清维生素 B_{12}<100ng/L（正常值 200～800ng/L），血清叶酸<3μg/L（正常值 5～6μg/L）。

（五）治疗要点

1. 一般治疗　加强营养，及时添加辅食，预防感染。

2. 祛除病因　去除导致维生素 B_{12} 和叶酸缺乏的病因。

3. 药物治疗　维生素 B_{12} 500～1000μg 一次肌内注射或每次肌内注射100μg，每周2～3次，连用数周，直到临床症状好转、血象恢复正常为止。叶酸口服每次 5mg，每日 3 次，连续数周至临床症状好转、血象恢复正常为止。有明显肌肉震颤者可应用镇静剂。

4. 其他　重症贫血并发心功能不全或明显感染者可输入红细胞制剂。

【常见护理诊断/问题】

1. 营养失调:低于机体需要量　与维生素 B_{12} 和(或)叶酸摄入不足、吸收不良等有关。

2. 活动无耐力　与贫血致组织、器官缺氧有关。

3. 有受伤的危险　与肢体或全身震颤及抽搐有关。

【护理措施】

（一）补充维生素 B_{12} 和(或)叶酸

1. 改善哺乳母亲营养，及时添加富含维生素 B_{12}，如肉类、肝、肾、鱼、蛋、奶等动物性食物。添加含叶酸丰富的食物如绿叶蔬菜，动物肝、肾，以及蛋类、人乳、牛乳等（羊乳中叶酸含量极低）。

2. 观察用药效果，一般用药2～4天后患儿精神症状好转、食欲增加，随即网织红细胞上升,2~6周红细胞和血红蛋白恢复正常。但神经精神症状恢复较慢。单纯维生素 B_{12} 缺乏时,不宜加用叶酸治疗,以免加重神经精神症状。维生素 C 有助叶酸的吸收,同时服用可提高疗效。恢复期应加用铁剂,防止红细胞增加过快时出现缺铁。

(二)注意休息,适当活动

根据患儿的耐受情况安排其休息与活动,一般不需严格卧床,严重贫血者适当限制活动,协助满足其日常生活所需。

(三)防止受伤

由于维生素 B_{12} 缺乏的患儿可出现全身震颤、抽搐、感觉异常、共济失调等,应严密观察患儿病情的进展。震颤严重者应按医嘱给予镇静剂、维生素 B_6;上、下门齿之间可垫缠有纱布的压舌板,以防咬破口唇、舌尖;限制活动防止发生外伤。

(四)健康指导

向家长介绍本病的发病原因、表现特点、治疗方法及预防措施;指导家长合理喂养,讲解相关营养知识;指导定期体检,正确用药。

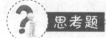

边学边练

实践9 血液系统疾病患儿的护理

(尚凤芝)

思考题

1. 娇娇,女,8个月,因皮肤苍白,精神、食欲差就诊。体检:皮肤黏膜苍白,心率 130 次/分,肝肋下 3cm,脾肋下 1cm。血常规:血红蛋白 85g/L,红细胞 $2.8×10^{12}$/L。初步诊断为"营养性缺铁性贫血"。

问题:

(1)如何对该患儿进行饮食护理?

(2)使用铁剂的注意事项有哪些?

2. 天天,男,10个月,因面色苍黄就诊。患儿为单纯母乳喂养,未添加辅食,动作发育有倒退现象,精神、食欲差。体检:面色苍黄,表情呆滞,不笑不哭,不能独坐,手、足、唇、舌震颤,肝肋下 3cm,脾肋下 1cm。初步诊断为"营养性巨幼细胞性贫血"。

问题:

(1)患儿的护理诊断/问题有哪些?

(2)该患儿主要的护理措施有哪些?

第十一章 神经系统疾病患儿的护理

第一节　儿童神经系统解剖、生理特点

一、脑、脊髓

在胚胎时期神经系统首先形成,脑的发育最为迅速。出生时脑重约 370g,占体重的 1/9 ~ 1/8,7 岁时接近成人脑重,约 1500g。儿童出生时脑皮质细胞数已与成人相同,3 岁时脑细胞的分化基本完成,8 岁时已与成人无明显区别。脑神经髓鞘生后 3 个月形成,周围神经髓鞘 3 岁后形成,故婴幼儿在接受外来刺激时易于泛化,遇强刺激时易发生昏睡或惊厥。出生时脊髓的末端位于第 3 ~ 4 腰椎水平,4 岁时上移到第 1 ~ 2 腰椎间隙,故给婴幼儿做腰椎穿刺时位置要以第 4 ~ 5 腰椎间隙为宜(图 11-1),4 岁以后同成人。

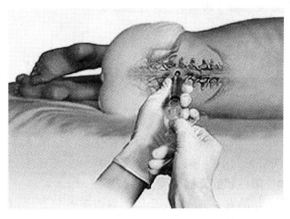

图 11-1　儿童腰穿部位

二、脑脊液

正常儿童脑脊液外观清亮透明,压力 0.69 ~ 1.96kPa,细胞数不超过 $10×10^6/L$(新生儿可达 $20×10^6/L$),糖含量 2.8 ~ 4.4mmol/L,氯化物 118 ~ 128mmol/L,蛋白不超过 400mg/L。

三、神经反射

(一)生理反射

1. 出生时已存在终身不消失的反射 包括角膜反射、瞳孔对光反射、结膜反射及吞咽反射等。当神经系统发生病理改变时,这些反射可减弱或消失。

2. 出生时已存在以后逐渐消失的反射 包括觅食反射、拥抱反射、握持反射、吸吮反射及颈肢反射等。吸吮反射于 1 岁左右完全消失,觅食反射、拥抱反射、握持反射于生后 3 ~ 4 个月消失,颈肢反射于生后 5 ~ 6 个月消失。当神经系统发生病理改变时,这些反射存在与消失的时间将发生变化。

3. 出生时不存在以后逐渐出现并终身不消失的反射 包括腹壁反射、提睾反射及腱反射等。这些反射在新生儿期不易引出,婴儿期不明显,1 岁后可引出并较稳定。提睾反射正常时可有轻度不对称。在某些病理情况下这些反射可减弱或消失。

(二)病理反射

病理反射包括巴宾斯基(Babinski)征、戈登(Gordon)征、奥本海姆(Oppenheim)征等。但小于 2 岁的婴幼儿,由于神经系统发育不成熟,巴宾斯基征阳性可为生理现象,若大于 2 岁或单侧阳性可为病理现象。小于 3 ~ 4 个月的婴儿因屈肌张力较高,凯尔尼格(Kernig)征、布鲁津斯基(Brudzinski)征可呈阳性。

第二节 化脓性脑膜炎

 工作情景与任务

导入情景:

欢欢,2 岁,早晨起床时出现发热、呕吐、哭闹,时而用手拍打头部,立即来院就诊,检查发现患儿体温 39℃,颈强直。初步诊断"化脓性脑膜炎"。

工作任务:

1. 协助医生为患儿行腰穿术。

2. 降低颅内压护理。

3. 为患儿行降温护理。

化脓性脑膜炎(purulent meningitis,PM)是由各种化脓性细菌感染引起的急性脑膜炎症,是儿童,尤其婴幼儿时期常见的中枢神经系统感染性疾病。临床上以发热、惊厥、颅内压增高、意识障碍、脑膜刺激征阳性和脑脊液改变为特征。

本病的致病菌与患儿年龄有关,新生儿及 2 个月以下的婴儿,以肠道革兰阴性杆菌(最多见为大肠埃希菌)和金黄色葡萄球菌感染为主;3 个月至 3 岁儿童多由流感嗜血杆菌引起;年长儿由脑膜炎奈瑟菌、肺炎链球菌引起最常见。细菌多由呼吸道侵入,也可以由皮肤、黏膜或新生儿脐部侵入,经血液循环透过血-脑脊液屏障达脑膜。

【护理评估】

（一）健康史

向家长了解患儿发病前有无呼吸道、消化道或皮肤感染史;了解新生儿出生史及有无脐部感染史。

（二）身体状况

多发生于5岁以下儿童,婴儿期是发病的高峰期。多为急性起病,部分患儿于病前有上呼吸道或消化道感染症状。

1. 典型表现

（1）全身性中毒症状:发热、面色灰白、烦躁不安等。

（2）急性脑功能障碍症状:进行性的意识改变,出现精神萎靡、嗜睡、昏睡、昏迷。30%以上患儿有反复的全身或局限性惊厥发作。

（3）颅内压增高:表现为剧烈头痛、喷射性呕吐等。婴儿前囟饱满与张力增高,头围增大等。病情严重时可合并脑疝,出现呼吸不规则、两侧瞳孔大小不等、对光反射减弱或消失等。

（4）脑膜刺激征:颈强直、凯尔尼格征、布鲁斯津斯基征阳性。

2. 非典型表现　小于3个月的患儿起病隐匿,临床表现不典型。

（1）发热可有可无,甚至体温不升。

（2）颅内压增高表现多不明显,婴幼儿不会诉头痛,仅有吐奶、尖叫,可见囟门隆起、颅缝分离。

（3）惊厥可不典型:可仅见面部、肢体局灶或多灶性、局部或全身性肌阵挛,或呈眨眼、呼吸不规则、屏气等各种不显性发作。

（4）脑膜刺激征不明显,由于颅缝和囟门的缓冲作用使颅内压增高和脑膜刺激征表现不明显。

3. 并发症　硬脑膜下积液,脑室管膜炎,脑积水。可遗留各种神经功能障碍,如神经性耳聋、智力低下、脑性瘫痪、癫痫等。

 知识窗

硬脑膜下积液

大约30%的化脓性脑膜炎可发生硬膜下积液,主要发生在1岁以内的婴儿。肺炎链球菌和流感嗜血杆菌引起的化脓性脑膜炎多见,表现在病情一度好转后又出现高热、频繁呕吐、前囟隆起、头围增大等颅内压增高的表现。可行颅骨透照试验或CT检查有助于确诊。如行硬膜下穿刺,积液量>2ml,蛋白定量>0.4g/L即可确诊。

（三）心理-社会状况

婴幼儿患化脓性脑膜炎的病死率和后遗症的发生率相对较高,所以要重视评估患儿家长对疾病的认知程度,对治疗、护理知识的掌握程度及经济承受能力和焦虑程度。

（四）辅助检查

1. 脑脊液检查　为确诊本病的重要依据。脑脊液典型的改变为压力增高,外观混浊或呈脓性,白细胞总数明显增多达 $1000×10^6/L$ 以上,分类以中性粒细胞为主;糖和氯化物含量下降;蛋白明显增高,涂片或细菌培养可找到致病菌。

2. 血常规　外周血白细胞计数明显增高,以中性粒细胞增高为主。

3. 头颅 CT 检查　可确定脑水肿、脑膜炎、脑室扩大、硬脑膜下积液等病理改变。

（五）治疗要点

1. 抗生素治疗　应选用对病原菌敏感、易透过血-脑脊液屏障的抗生素,原则为早期、足量、足疗程、静脉给药,可选用头孢曲松钠及青霉素。抗生素治疗的疗程取决于病原菌和患儿的临床反应,肺炎链球菌、流感嗜血杆菌脑膜炎应用药 10～14 天;金黄色葡萄球菌和革兰阴性菌脑膜炎,应用药 21 天以上;有并发症的患儿应适当延长给药时间。

2. 肾上腺糖皮质激素治疗　减轻脑水肿及炎性反应,一般选用地塞米松静脉给药。

3. 对症及支持治疗　降温、降颅内压、控制惊厥等对症治疗,保证能量摄入,维持水、电解质以及酸碱平衡。

4. 并发症治疗

（1）硬脑膜下积液:积液量多且出现颅内压增高表现时,采用硬膜下穿刺放积液的方法,放液量为每侧每次不超过 15ml。

（2）脑室管膜炎:采取侧脑室穿刺引流的方法缓解症状,同时应用适宜抗生素行脑室内注入。

（3）脑积水:可行正中孔粘连松解、导水管扩张及脑脊液分流手术进行治疗。

【常见护理诊断/问题】

1. 潜在并发症　颅内压增高等。

2. 体温过高　与细菌感染有关。

3. 有受伤的危险　与惊厥发作有关。

4. 营养失调:低于机体需要量　与高热、呕吐、摄入不足有关。

5. 焦虑(家长)　与病情重、预后不良有关。

【护理目标】

1. 患儿无颅内压增高等并发症发生。

2. 患儿体温维持在正常范围内。

3. 患儿无受伤情况发生。

4. 患儿能得到充足的营养,满足机体的需求。

5. 患儿家长焦虑程度减轻,情绪稳定,能配合治疗和护理。

【护理措施】

（一）严密观察病情变化,维持颅内压正常

1. 尽量减少刺激,保持安静,头偏向一侧,床头抬高 15°～30°,以减轻头痛,各种操作尽量集中进行。

2. 按医嘱予以 20% 甘露醇降低颅内压,静脉用药液时不能渗出血管外,以免发生局部皮肤水肿,注意观察药物的疗效和副作用。

3. 严密观察病情变化

（1）观察患儿生命体征、神志、瞳孔、囟门等变化,详细记录观察结果,早期预测病情变化。

（2）并发症的观察:如患儿出现呼吸不规则、瞳孔两侧不等大、对光反应迟钝,血压升高,应警惕脑疝的发生;若患儿经48~72小时治疗发热不退或退后复升,病情不见好转或病情反复,首先应考虑并发硬脑膜下积液的可能;若高热不退,反复惊厥发作,前囟饱满,颅缝裂开,频繁呕吐,出现"落日眼"现象,提示出现脑积水。上述情况发生,应立即报告医生,配合急救处理。

(二) 维持体温正常

保持病室安静、空气新鲜,高热患儿应卧床休息;监测体温变化,每4小时监测体温1次,当体温超过38.5℃时,行物理及药物降温,及时记录降温效果。退热出汗时应及时更换汗湿的衣物。按医嘱使用抗生素,积极抗感染。

(三) 防止受伤

协助患儿日常护理,及时清除呕吐物,保持呼吸道通畅,防止反流或误食。保持安静,减少刺激。烦躁不安或频繁抽搐患儿应注意防止坠床、舌咬伤等。

(四) 保证充足的营养

给予高热量、高蛋白、高维生素、易消化的清淡流质或半流质饮食,少量多餐,不能进食者,给予鼻饲或静脉补充营养。

(五) 健康指导

1. 向家长介绍本病的预后,增强患儿及家长战胜疾病的信心,消除其担忧、焦虑和紧张心理,使之能与医护人员配合。

2. 指导昏迷患儿的家长观察呼吸、脉搏、神志等情况,讲解并示范帮助患儿翻身、清洁皮肤并保持干燥等操作方法,防止发生压疮。

3. 在腰椎穿刺过程中,注意患儿生命体征变化,穿刺后嘱家长让患儿去枕平卧4~6小时,以防发生头痛。

4. 出院时指导家长继续观察患儿有无后遗症发生。指导家长协助患儿进行肢体运动功能锻炼,如每2小时翻身1次、做肢体按摩和被动运动等。

【护理评价】

患儿是否有颅内压增高等并发症发生;患儿体温是否维持正常范围;惊厥发作时是否有受伤等情况发生;所需营养物质是否满足需要;患儿家长焦虑程度是否减轻,是否能配合治疗和护理。

第三节 病毒性脑膜炎

病毒性脑炎(viral encephalitis)是多种病毒感染引起的颅内急性炎症,若病变主要累及脑实质则称为病毒性脑炎,若病变主要累及脑膜则称为病毒性脑膜炎(viral meningitis)。

由多种病毒感染引起,其中80%为肠道病毒(柯萨奇病毒、埃可病毒)感染,其次为单纯疱疹病毒、腮腺炎病毒和虫媒病毒等。病毒经呼吸道或消化道侵入机体。病程呈自限性。

【护理评估】

(一) 健康史

向家长了解儿童发病前1~3周有无呼吸道、消化道感染史。有无接触动物或被昆虫叮咬史,评估预防接种史,评估有无流行。

(二) 身体状况

1. **病毒性脑膜炎** 多先有上呼吸道或消化道感染病史,表现为发热、恶心、呕吐、腹痛、

117

腹泻等,继而婴儿出现烦躁不安、激惹,年长儿表现头痛,脑膜刺激征阳性。很少发生严重意识障碍和惊厥,无局限性神经系统体征。病程大多为1~2周。

2. 病毒性脑炎 起病急,其临床表现因脑实质受损部位的病理改变、范围和严重程度而有所不同。病程一般2~3周。

（1）前驱症状:急性全身感染症状,如发热、头痛、呕吐、腹泻等。

（2）中枢神经系统症状:①惊厥:多数表现为全身性发作,严重者可呈惊厥持续状态。②意识障碍:轻者烦躁、淡漠、反应迟钝,严重患儿可有嗜睡、昏睡、昏迷。③颅内压增高:头痛、呕吐,婴儿前囟饱满,严重患儿出现呼吸节律不规则或瞳孔不等大等脑疝症状。④运动功能障碍:表现为偏瘫、不自主运动、面瘫、吞咽障碍等。⑤情绪异常:表现为躁狂、幻觉、失语,以及定向力、计算力与记忆力障碍等症状。

（三）心理-社会状况

评估家长对本病病因、并发症及预后的认识程度;评估家长的心理状况,尤其是出现后遗症的患儿,家长会有紧张、焦虑和恐惧等表现。

（四）辅助检查

1. 脑脊液检查 外观透明、清亮,压力正常或增高;白细胞数轻度增多($<300\times10^6/L$),白细胞分类在病程早期以中性粒细胞为主,后期以淋巴细胞为主;蛋白含量大多数正常或轻度升高,糖和氯化物含量正常范围。

2. 病毒学检查 部分患儿取脑脊液进行病毒分离及特异性抗体检测阳性。

3. 脑电图 以弥漫性或局限性异常慢波背景活动为特征。但脑电图变化为非特异性,只能提示异常脑功能。

（五）治疗要点

本病无特异性治疗,主要以对症、支持治疗为主。

1. 对症治疗 卧床休息、降温、控制惊厥、降低颅内压等。

2. 抗病毒治疗 可选择用阿昔洛韦、更昔洛韦、利巴韦林等抗病毒药物。

3. 支持治疗 维持水、电解质平衡与合理的营养供给。

【常见护理诊断/问题】

1. 体温过高 与病毒血症有关。

2. 急性意识障碍 与脑实质炎症有关。

3. 躯体活动障碍 与昏迷、瘫痪有关。

4. 潜在并发症:颅内压增高。

【护理措施】

（一）维持体温正常

及时给予降温处理,保持病室安静,空气新鲜,定时通风。保持舒适体位,监测患儿的体温、热型及伴随症状,如体温在38.5℃以上,可应用物理降温或药物降温方法,降低大脑耗氧量。评估患儿有无脱水症状,保证摄入足够的液体量。

（二）急性意识障碍的护理

昏迷患儿抬高头部15°~30°,头偏向一侧。定时翻身及按摩皮肤,以促进血液循环,防止出现压疮。轻拍患儿背部,促使其痰液排出,避免坠积性肺炎的发生。定时吸痰,清除口、鼻腔分泌物。尽早给予鼻饲,保证营养供给。

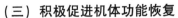

（三）积极促进机体功能恢复

1. 促进脑功能恢复　减少刺激，为患儿实施保护性看护和日常生活护理。控制惊厥，保持安静。减轻脑缺氧，必要时吸氧。遵医嘱应用抗病毒药、镇静剂、脱水剂、能量合剂，促进脑功能恢复。

2. 恢复肢体功能　保持瘫痪肢体呈功能位置，病情稳定后，及早帮助患儿逐渐进行肢体的被动或主动功能锻炼，注意循序渐进，采取保护措施，防止受伤。

（四）密切观察病情变化，防止并发症发生

观察神志、瞳孔、呼吸变化，如发现呼吸节律不规则、两侧瞳孔不等大、对光反应迟钝，多提示有脑疝及呼吸衰竭发生。

（五）健康指导

注意个人卫生和环境卫生，预防呼吸道和消化道感染；对出院后的患儿应做好恢复期的家庭护理；提供营养丰富、易消化的饮食；保持呼吸道通畅，及时清除口、咽、鼻的分泌物；加强皮肤护理，保持大便通畅，保证充足的睡眠和休息。

（张云霞）

 思考题

患儿，女，8个月，因发热2天，呕吐1天，抽搐10分钟入院。查体：T 39.5℃，R 40次/分，P 150次/分，体重8.0kg。精神萎靡，嗜睡。前囟隆起、紧张。双侧瞳孔等大等圆，对光反射迟钝。咽部红，颈抵抗，心肺腹未见异常，四肢肌张力增高，腱反射活跃。凯尔尼格征（+）、布鲁津斯基征（+）、左侧巴宾斯基征（+）。脑脊液检查：压力270mmH$_2$O，外观混浊，白细胞数1300×10^6/L，中性粒细胞80%；蛋白1000mg/L，糖2.2mmol/L，氯化物100mmol/L。血常规：白细胞20×10^9/L。诊断化脓性脑膜炎。

问题：

（1）患儿目前存在的护理诊断/问题有哪些？

（2）应采取哪些护理措施？

（3）对患儿及家长进行健康指导的内容有哪些？

第十二章 免疫系统疾病患儿的护理

风 湿 热

 工作情景与任务

导入情景:

护士小陈接诊一名7岁儿童,不规则发热10天,背部红色环形红斑,中心苍白,双膝关节疼痛,自述心前区不适、胸闷。经了解其3周前曾患咽峡炎。血清ASO升高。诊断"风湿热"。

工作任务:

1. 评估患儿的健康史。
2. 目前患儿存在的护理问题。

风湿热(rheumatic fever)是一种由咽喉部感染 A 组乙型溶血性链球菌后反复发作的急性或慢性风湿性疾病。临床表现以关节炎和心脏炎为主,可伴有发热、环形红斑、皮下小结、舞蹈病等。反复发作可形成慢性风湿性心脏瓣膜病。发病年龄以 5~15 岁儿童多见,3 岁以下极为少见。无性别差异。一年四季均可发病,冬春季节发病率高。

多数认为风湿热与感染后的两种免疫反应有关,即变态反应和自身免疫反应。病变累及全身结缔组织,基本病变为炎症和具有特征性的"风湿小体(Aschoff body)",主要累及心脏、关节和皮肤而产生相应的临床表现。病理过程可分为急性渗出、增生和硬化 3 期,各期病变可同时存在。此外,大脑皮质、小脑、基底核可见散在非特异性细胞变性和小血管透明变性。

【护理评估】

(一) 健康史

了解患儿的年龄及生长发育情况。询问患儿发病前有无咽部感染病史,有无发热、关节疼痛、皮疹等,有无不自主的动作表现。既往有无心脏病或关节炎病史。家族成员中有无类似的疾病。

（二）身体状况

急性风湿热发病前1~6周常有链球菌所致咽峡炎的病史,如发热、咽痛、颌下淋巴结肿大、咳嗽症状。如未经治疗,一次急性发作一般不超过6个月,如不预防,可反复发作。

（1）一般表现:发热在38~40℃,热型不规则,可有精神不振、面色苍白、食欲差、多汗、疲倦、腹痛等。

（2）心脏炎:是本病最严重的表现,轻者可无症状,重者可伴有不同程度的心力衰竭。常诉心前区不适、心悸、气短、胸闷、恶心、乏力、头晕等。①心肌炎:常见心率增快与体温升高不成比例,心界扩大,心音低钝,可出现期前收缩、心动过速、奔马律、心尖部可闻及收缩期杂音等;②心内膜炎:主要侵犯二尖瓣,其次为主动脉瓣。多次复发可使心瓣膜形成永久性瘢痕,导致风湿性心瓣膜病;③心包炎:呼吸困难或端坐呼吸,心脏浊音界扩大、心音遥远、心底部闻及心包摩擦音。部分患儿有颈静脉怒张、肝肿大等心包填塞体征。

知识窗

风湿热与风心病的关系

风湿热是与A组乙型溶血性链球菌密切相关的免疫性疾病,是导致"风心病"的直接原因。如果风湿热反复发作侵犯到心脏,引起心脏瓣膜永久瘢痕从而出现瓣膜狭窄或关闭不全,称为风湿性心脏瓣膜病,简称"风心病"。因此,要预防"风心病",必须要控制风湿热的复发。

（3）关节炎:以游走性和多发性为特点,常累及膝、踝、肘、腕等大关节,关节出现红、肿、热、痛,活动受限,治疗后关节可不留强直或畸形。

（4）舞蹈病:女童多见,表现为面部和四肢肌肉不自主、无目的的快速运动,如皱眉、挤眼、呶嘴、伸舌、耸肩、缩颈、书写困难、语言障碍、细微动作不协调等,在兴奋或注意力集中时加剧,入睡后消失。

（5）皮肤表现:①皮下小结:好发于肘、腕、膝、踝等关节伸侧,直径为0.1~1.0cm,圆形坚硬无痛结节,与皮肤不粘连,经2~4周自然消失。②环形红斑:呈环形或半环形边界清楚的淡红色斑,大小不等,中心苍白,边缘可轻度隆起,分布于躯干及四肢屈侧,呈一过性,或反复出现,不留痕迹。

（三）心理-社会状况

评估家长有无焦虑,对该病的护理方法、药物的副作用、疾病的预后、复发的预防等知识的认知程度。评估患儿有无因长期休学带来的担忧、由于舞蹈症带来的自卑等。了解患儿家庭环境及家庭经济情况,既往有无住院的经历。

（四）辅助检查

1. 链球菌感染证据

（1）咽拭子培养:可见A组乙型溶血性链球菌。

（2）抗链球菌溶血素"O"（ASO）:感染1周后ASO滴度开始升高,2个月后逐渐下降。

（3）抗脱氧核糖核酸酶B（Anti-DNase B）、抗链球菌激酶（ASK）、抗透明质酸酶（AH）测定阳性率可达95%。

2. 风湿热活动指标 仅能反映疾病的活动情况,对疾病诊断并无特异性。

(1) 外周血检查:白细胞计数和中性粒细胞增高、血沉增快、C 反应蛋白(CRP)阳性。

(2) 血清学检查:α_2-球蛋白和黏蛋白增高等。

3. 心电图检查 可见 P-R 间期延长、Ⅱ度Ⅰ型房室传导阻滞、ST 段下移、T 波改变、出现早搏期前收缩、心动过速、心律失常等。

4. X 线检查 心影正常或扩大。

5. 超声波检查 确诊有无心包积液、心内膜炎,并可判断房室肥大、左室收缩和舒张功能。

（五）治疗要点

1. 一般治疗 卧床休息,加强营养,补充维生素等。

2. 清除链球菌感染 可选用青霉素治疗,持续 2~3 周。青霉素过敏者改用红霉素。

3. 抗风湿热治疗 心脏炎时早期用糖皮质激素治疗,总疗程 8~12 周,无心脏炎者可用阿司匹林,总疗程 4~8 周。

4. 对症治疗 有充血性心力衰竭时慎用洋地黄。舞蹈病时可用苯巴比妥、地西泮等镇静剂。关节肿痛时应予制动等。

【常见护理诊断/问题】

1. 心排出量减少 与心脏受损有关。

2. 疼痛 与关节受累有关。

3. 体温过高 与感染有关。

4. 潜在并发症:药物不良反应。

5. 焦虑 与疾病的威胁有关。

【护理措施】

（一）减轻心脏损害

1. 观察病情变化 注意患儿面色、呼吸、心率、心律及心音的变化,有烦躁不安、面色苍白、多汗、气急等心力衰竭的表现时,应通知医生及时处理。

2. 限制活动 急性期应卧床休息 2 周,有心脏炎轻者绝对卧床 4 周,重者绝对卧床休息 6~12 周,至急性症状完全消失,血沉接近正常时方可下床活动,伴心力衰竭者待心功能恢复后再卧床 3~4 周。恢复至正常活动量所需时间一般为:无心脏受累者 1 个月,轻度心脏受累者 2~3 月,严重心脏炎伴心力衰竭者 6 个月。活动量依据心率、心音、呼吸、有无疲劳而调整。

3. 饮食管理 给予易消化、高蛋白、高维生素食物,少量多餐,心力衰竭患儿适当限制盐和水的摄入,并详细记录出入水量,保持大便通畅。

（二）减轻关节疼痛

将疼痛的关节置于功能位,让患儿保持舒适,避免患肢受压,移动肢体时动作要轻柔,急性期后可用热水袋热敷以止痛。注意患肢保暖,避免寒冷潮湿,作好皮肤护理。

（三）降低体温

密切观察体温变化,注意热型。高热时采用物理降温,并遵医嘱给予抗炎治疗。

（四）用药护理

服药期间注意观察药物副作用,如阿司匹林可引起胃肠道反应、肝功能损害和出血,可饭后服药以减少对胃肠的刺激,并按医嘱加用维生素 K 防止出血;密切观察使用泼尼松后引起的副作用;发生心肌炎时对洋地黄敏感且易出现中毒,用药期间应注意观察有无恶心、呕吐、心律不齐、心动过缓等副作用。

(五)健康指导

1. 指导家长合理安排患儿的日常生活,说明休息对疾病康复的重要性,避免剧烈的活动,定期到医院门诊复查。

2. 向家长强调预防复发的重要性,预防药物首选长效青霉素。

3. 指导患儿加强体格锻炼,多进行户外活动。

(吴兴富)

 思考题

患儿,女,7岁,以发热伴关节肿痛9天入院。先左腕关节、肘、膝关节肿痛,活动受限。查体:体温38.1℃,面色苍白,背部见环形红色皮疹,中间肤色正常,左肘关节肿、压痛,双肺呼吸音清,心率100次/分,第一心音低钝,心尖部可闻及3/6级收缩期杂音,腹软,肝脾未及。诊断"风湿热"。

问题:

(1)引起该病的主要病因是什么?

(2)减轻关节疼痛的护理措施有哪些?

第十三章　感染性疾病患儿的护理

第一节　病　毒　感　染

一、麻疹

　工作情景与任务

导入情景:

　　小朋友贝贝,发热2天,流涕、咳嗽、畏光流泪,家长按感冒用药,无好转,到医院就诊。经检查发现贝贝口腔下臼齿对应的黏膜上可见0.5~1mm白色斑点,初步诊断为"麻疹"。

工作任务:

1. 对患儿进行隔离。
2. 维持患儿的正常体温。

　　麻疹(measles)是麻疹病毒引起的儿童常见的急性呼吸道传染病。临床上以发热、上呼吸道炎、结膜炎、口腔麻疹黏膜斑(又称柯氏斑,Koplik's spot)及全身皮肤特殊斑丘疹为主要表现。

　　麻疹病毒属副黏液病毒,仅有一个血清型。抗原性稳定。病毒不耐热,对日光和消毒剂均敏感,但在低温下能长期存活。

　　病人是唯一的传染源。患儿自出疹前5天至出疹后5天内均有传染性,有并发症(如肺炎)的患儿,传染期可延长至出疹后10天。病毒存在于前驱期和出疹期患儿的眼结膜、口、咽及气管等分泌物中,带病毒的飞沫经呼吸道吸入为主要传播途径。好发年龄为6个月至5岁的儿童。本病传染性极强,易感者接触后90%以上发病,病后能获持久免疫。全年均可发病,冬春季节多见。自广泛应用麻疹疫苗以来,发病率明显下降,发病的周期性消失,发病年龄后移,但青少年及成人发病率相对上升,育龄妇女患麻疹增多,可导致先天麻疹和新生儿麻疹发病率上升。

【护理评估】

(一) 健康史

询问本次发病之前有无麻疹患者接触史,麻疹疫苗接种史,既往有无麻疹或其他慢性疾病(如结核、营养不良等)史,还应评估皮疹的出疹时间、出疹部位和出疹顺序等。

(二) 身体状况

典型麻疹临床经过分为四期:

1. **潜伏期** 一般为6~18天,平均为10天左右。在潜伏期末可有轻度发热、精神差、全身不适等。

2. **前驱期** 也称发疹前期,发热开始至出疹3~4天。主要表现有发热、上呼吸道炎和麻疹黏膜斑。①发热:为首发症状,多为中度以上发热。②上呼吸道炎:发热同时伴有咳嗽、流涕、喷嚏、咽部充血等上呼吸道感染症状;眼结膜充血、流泪、畏光及眼睑水肿是本病的特点。③麻疹黏膜斑:具有早期诊断价值。在发疹前24~48小时在下臼齿相对应的颊黏膜上,可出现0.5~1.0mm大小的白色麻疹黏膜斑,周围有红晕,出疹后1~2天逐渐消失。

3. **出疹期** 一般为3~5天。皮疹多在发热3~4天后按一定顺序出现。①出疹顺序:皮疹先从耳后发际开始,渐延及面、颈、躯干、四肢,最后达手掌与足底。②皮疹特征:开始为淡红色的斑丘疹,压之褪色,直径2~4mm,散在分布,疹间皮肤正常。出疹高峰期皮疹增多,部分融合,呈暗红色。③全身中毒症状加重:高热、精神萎靡、嗜睡,重者有谵妄、抽搐,咳嗽加剧,肺部可闻及湿啰音。

4. **恢复期** 一般3~5天。皮疹按出疹顺序消退,可有米糠样脱屑及褐色色素沉着,经1~2周消退。此期体温下降,全身情况好转。

麻疹患儿易并发肺炎、喉炎、中耳炎、气管及支气管炎、心肌炎、脑炎、营养不良和维生素A缺乏,并可使原有的结核病恶化。其中肺炎是麻疹最常见的并发症。

麻疹患儿应注意与其他出疹性疾病相鉴别(表13-1)。

表13-1 儿童出疹性疾病的鉴别要点

疾病	病原	临床特征	皮疹特点	发热与皮疹关系
麻疹	麻疹病毒	全身症状重,呼吸道症状明显,结膜炎,发热,24~48小时口腔麻疹黏膜斑	红色斑丘疹,耳后发际→颈→躯干→四肢,退疹后有色素沉着及细小脱屑	发热3~4天出疹,出疹期热更高,热退疹渐退
风疹	风疹病毒	全身症状轻,耳后、枕部淋巴结肿痛	淡红色斑丘疹2~3天消退,无色素沉着	发热后半天至1天出疹
幼儿急疹	人疱疹病毒6型	高热、全身症状轻	红色斑丘疹,颈、躯干部多见,1天出齐,次日消退	高热3~5天,热退疹出
猩红热	乙型溶血性链球菌	全身症状明显,高热,有明显咽痛,口周苍白圈,杨梅舌	皮肤弥漫充血,有密集针尖大小丘疹,持续3~5天退疹,1周后全身大片脱皮	发热1~2天出疹,出疹时高热

续表

疾病	病原	临床特征	皮疹特点	发热与皮疹关系
水痘	水痘-带状疱疹病毒	典型水痘全身症状轻,表现为发热、全身不适,食欲缺乏等。重症水痘可出现高热及全身中毒症状	皮疹分批出现,按红色斑疹、丘疹、疱疹(感染时为脓疱)、结痂的顺序演变。上述几种皮疹常同时存在	发热第一天可出疹
药物疹		原发病症状	皮疹瘙痒,摩擦及受压部位多,与用药有关,斑丘疹、疱疹、猩红热样皮疹、荨麻疹	发热、服药史

（三）心理-社会状况

麻疹传染性很强,患儿需要隔离治疗,由于活动受限及知识缺乏等,产生孤独、恐惧、紧张心理。麻疹预后良好,多数患儿需要在家护理,应注意评估家长对疾病的认知程度和护理能力,严防因不良的生活陋习和不正确的护理方法妨碍疾病的康复和导致疾病的传播。了解家庭及社区居民对疾病的认知程度、防治态度。

（四）辅助检查

1. **血常规** 血白细胞总数和中性粒细胞减少,淋巴细胞相对增多。

2. **病原学检查** 从呼吸道分泌物中分离出麻疹病毒或检测到麻疹病毒均可作出特异性诊断。

3. **血清学检查** 酶联免疫吸附试验检测血清中麻疹 IgM 抗体,有早期诊断价值。

（五）治疗要点

主要是加强护理、对症治疗,防止并发症的发生。注意补充维生素,尤其是维生素 A 和 D。保持水、电解质及酸碱平衡,必要时静脉补液。体温超过 40℃者酌情给予小剂量(常用量的 1/3 ~ 1/2)退热剂,伴有烦躁不安或惊厥者给予镇静剂。中药治疗,前驱期以辛凉透表为主,出疹期以清热解毒透疹为主,恢复期则以养阴清余热、调理脾胃为主。

【常见护理诊断/问题】

1. **有传播感染的危险** 与呼吸道排出病毒有关。

2. **体温过高** 与病毒血症、继发感染有关。

3. **有皮肤完整性受损的危险** 与麻疹病毒感染所致皮疹有关。

4. **营养失调:低于机体需要** 与食欲缺乏、摄入量少、高热消耗增加有关。

5. **潜在并发症:** 肺炎、喉炎、脑炎等。

【护理措施】

（一）预防感染的传播

1. **隔离** 对患儿宜采取呼吸道隔离至出疹后 5 天,有并发症者延至出疹后 10 天,接触过患儿的易感儿隔离观察 3 周,若接触后接受过被动免疫者则延至 4 周。

2. **防止病原传播** 病室要注意通风换气(每日 2 次)、进行空气消毒,患儿衣被及玩具暴晒 2 小时。医护人员接触患儿前后应洗手、更换隔离衣或在日光下或流动空气中停留 30 分钟以上。

3. **加强易感儿童的保护** 易感儿接触麻疹后 5 天内注射血清免疫球蛋白可预防发病。

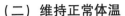

（二）维持正常体温

1. 休息　绝对卧床休息至皮疹消退、体温正常为止。保持室内空气新鲜,避免对流风,室温保持在 18~22℃,湿度 50%~60%。室内衣被要适宜,忌捂汗,出汗后及时擦干并更换衣被。

2. 降温　处理麻疹高热时需兼顾透疹,不宜用药物及物理方法强行降温,尤其禁用冷敷及乙醇擦浴,因体温骤降可引起末梢循环障碍而使皮疹突然隐退。如体温升至40℃以上,可给予物理降温,如少盖衣被,温湿毛巾敷于前额或用温水擦浴。

 知识窗

麻疹患儿"不洗脸"吗?

麻疹患儿"不洗脸"这种做法是十分错误的,对麻疹患儿有害而无益。由于麻疹病毒侵入人体以后,不但能造成皮肤出疹子,同时还可引起口腔黏膜、眼结膜、鼻黏膜发炎,产生分泌物,这些分泌物中含有大量病毒,如不及时清洗,分泌物长时间刺激皮肤黏膜,可使这些部位的抵抗力下降,给病毒继续侵入和其他致病菌的生长繁殖创造条件。不但容易引起肺炎、喉炎、结膜炎等并发症,严重的并发症还可威胁患儿的生命。由此可见,做好麻疹患儿皮肤黏膜的清洁护理十分重要。

（三）保持皮肤黏膜的完整性

1. 皮肤护理　在保暖的情况下,保持皮肤清洁,每日用温水擦浴、勤换内衣。如出疹不畅,可用鲜芫荽煎水服或外用,帮助透疹。勤剪指甲,避免患儿抓伤皮肤引起继发感染。

2. 口、眼、鼻部的护理　加强口腔护理,多喂白开水,常用生理盐水或2%硼酸溶液洗漱口腔。必要时可用生理盐水清洗双眼,再滴入抗生素滴眼液或眼膏,一日数次,可服用维生素A预防干眼。及时清除鼻痂,保持气道通畅。

（四）保证营养的供给

发热期间给予营养丰富、高维生素、清淡、易消化的流质或半流质饮食,少量多餐。鼓励多饮水,必要时按医嘱静脉补液。恢复期应给予高蛋白、高能量、富含维生素的食物,无须忌口。

（五）注意观察病情

出疹期若透疹不畅、疹色暗紫、持续高热、咳嗽加剧、呼吸困难、肺部湿啰音增多,可能并发肺炎,重症肺炎可致心力衰竭;患儿若出现频咳、声嘶、吸气性呼吸困难、三凹征,可能并发喉炎;患儿若出现嗜睡、惊厥、昏迷,可能并发脑炎。若出现上述表现应及时报告医生并给予相应的护理。

（六）健康指导

1. 由于麻疹传染性强,为控制疾病的流行,应向家长介绍麻疹的流行特点、病程、隔离时间、早期症状、并发症及预后,使他们有充分的心理准备,积极配合治疗及护理。

2. 指导家长进行隔离消毒、皮肤护理和病情观察等,防止继发感染。

3. 向家长及社区群众强调预防麻疹的重要性和主要护理措施,如麻疹流行期间易感儿应尽量避免去公共场所,托幼机构应加强晨间检查,8个月以上未患过麻疹者均应接种麻疹减毒活疫苗等。

二、水痘

水痘（chickenpox，varicella）是由水痘-带状疱疹病毒（varicella-zoster virus，VZV）引起，儿童常见的急性出疹性疾病，传染性极强。临床特征为全身症状轻微和分批出现的皮肤黏膜斑疹、丘疹、疱疹、结痂并存。患儿感染后可获得持久免疫力，但成年以后可以发生带状疱疹。

水痘-带状疱疹病毒即人类疱疹病毒3型，仅有一个血清型。病毒在外界抵抗力弱，不耐热和酸，对乙醚敏感，在痂皮中不能存活。

水痘患儿是唯一的传染源。病毒存在于患儿呼吸道鼻咽分泌物和疱疹液中，经飞沫及直接接触传播。出疹前1~2天至疱疹结痂为止均有很强的传染性。人群对水痘普遍易感。全年均可发病，以冬春季多发。

【护理评估】

（一）健康史

询问近2~3周内有无水痘患者或带状疱疹患者接触史，有无肾上腺糖皮质激素及免疫抑制剂等药物使用史，有无水痘-带状疱疹病毒减毒活疫苗接种史，本次发病有无低热、食欲缺乏等前驱症状，评估本次皮疹的出疹时间、皮疹分布和特点。

（二）身体状况

潜伏期多为2周，有时可达3周。典型水痘表现如下：

1. 前驱期　婴幼儿常无症状或症状轻微。年长儿可有低热、头痛、食欲缺乏、咽痛等上呼吸道感染症状，持续1~2天。

2. 出疹期　发热第一天就可出疹，皮疹特点为：①皮疹分批出现，开始为红色斑疹或斑丘疹，迅速发展成疱疹；疱疹为壁薄易破、周围有红晕、有凹陷，疱疹液由清亮变为混浊，瘙痒感重，2~3天开始干枯结痂，愈后多不留瘢痕。由于皮疹分批出现，故同一部位同时存在斑疹、丘疹、疱疹、结痂是水痘皮疹的重要特征（文末彩图13-1）；②皮疹呈向心性分布，躯干多，四肢少，这是水痘皮疹的又一特征；③黏膜疱疹可出现在口腔、咽、眼结膜、生殖器等处，易破溃后形成溃疡，疼痛明显。

水痘为自限性疾病，10天左右自愈。免疫功能低下的儿童、正在应用肾上腺糖皮质激素的儿童，若感染水痘，病情严重，易发生出血性和播散性皮疹，表现为高热，皮疹分布广泛，可融合形成大疱型疱疹或出血性皮疹，可继发感染甚至引起败血症，病死率高。妊娠早期发生水痘，偶可引起胎儿畸形，致新生儿患先天性水痘综合征。

水痘的常见并发症为继发皮肤细菌感染、肺炎和脑炎，少数病例可发生心肌炎、肝炎等。

（三）心理-社会状况

由于水痘疱疹痒感极重，影响患儿睡眠，患儿产生烦躁、焦虑心理，表现为哭闹。水痘传染性极强，常在托幼机构引起流行，应注意评估家长、保育人员在水痘预防、护理及隔离消毒方面的认知水平。其余参见麻疹相关内容。

（四）辅助检查

1. 血常规　白细胞总数大多正常，继发细菌感染时可增高。

2. 疱疹刮片检查　可见多核巨细胞及核内包涵体。

3. 血清学检查　做血清特异性抗体IgM检查，或双份血清抗体滴度4倍以上升高即可确诊。

（五）治疗要点

主要采取对症治疗。皮肤瘙痒时可局部应用炉甘石洗剂及口服抗组胺药,高热时给予退热剂。阿昔洛韦为目前首选抗水痘-带状疱疹病毒药物,治疗越早越好,一般在水痘发病后 24 小时内应用才有效。此外,尚可酌情选用干扰素。

【常见护理诊断/问题】

1. 有传播感染的危险 与呼吸道及疱液排出病毒有关。

2. 皮肤黏膜完整性受损 与水痘病毒引起的皮疹及继发感染有关。

3. 体温过高 与病毒血症有关。

4. 潜在并发症:肺炎、脑炎等。

【护理措施】

（一）预防感染的传播

1. 隔离 大多数无并发症的患儿多在家隔离治疗,隔离至疱疹全部结痂为止。易感儿接触后应隔离观察 3 周。

2. 防止病原传播 避免易感者与患儿接触,尤其是体弱儿、孕妇或免疫缺陷者。保持室内空气新鲜,采用紫外线消毒。托幼机构应做好晨间检查。

3. 保护易感儿童 对已接触水痘者,需在接触后 72 小时内给予水痘-带状疱疹免疫球蛋白肌内注射,可起到预防或减轻症状的作用。

（二）维持皮肤完整性

1. 室温适宜,保持衣被清洁宽大、避免因穿衣过紧和衣被过厚,增加痒感。勤换内衣,保持皮肤清洁、干燥;剪短指甲,婴幼儿可戴连指手套,以免搔破皮肤,继发感染或留下瘢痕。

2. 皮肤瘙痒时,温水洗浴,疱疹无破溃者,局部涂炉甘石洗剂或 5% 碳酸氢钠溶液,也可遵医嘱口服抗组胺药物;疱疹破溃、继发感染者局部涂抗生素软膏,或遵医嘱给抗生素口服控制感染。

（三）维持正常体温

患儿多有中低度发热,不必用药物降温。有高热者,可用物理降温或适量退热剂,忌用阿司匹林,以免增加 Reye 综合征的危险。卧床休息至热退、症状减轻。给予富含营养的清淡饮食,多饮水,保证机体足够的营养。

（四）观察病情

注意观察精神、体温、食欲、有无呕吐等。若患儿出现发热、咳嗽、气促、呼吸困难等,可能并发肺炎;如患儿出现头痛、呕吐、嗜睡、惊厥等症状,可能并发脑炎。注意观察,及早发现,并给予相应的治疗及护理。

（五）健康指导

1. 无并发症的水痘患儿多在家治疗和护理。护理人员向家长介绍水痘患儿隔离时间,使家长有充分思想准备,以免引起焦虑。指导家长注意观察患儿体温、精神、食欲及有无呕吐等,发现异常应及时到医院就诊。

2. 指导家长做好皮肤护理,注意检查,防止继发感染。

3. 向家长、保育人员和社区人群介绍水痘的预防知识。如流行期间避免易感儿去公共场所。近年来国内、外已开始使用水痘-带状疱疹病毒减毒活疫苗,效果满意,适用于 12 个月以上的健康个体,1~12 岁接种 1 次(0.5ml),大于 13 岁接种 2 次,间隔 6~10 周。接种疫苗后可获得持久免疫。

三、流行性腮腺炎

流行性腮腺炎(mumps,cpidemie parotitis)是由腮腺炎病毒引起的儿童常见的急性呼吸道传染病。临床以腮腺肿大、疼痛为特征。可累及其他腺体组织或脏器,系非化脓性炎症。

腮腺炎病毒为 RNA 病毒,仅有一个血清型,存在于患者唾液、血液、尿液及脑脊液中。在外界抵抗力弱,加热至 56℃ 20 分钟或甲醛、紫外线等很容易使其灭活,但在低温条件下可存活较久。

全年均可发病,以冬春季多见。15 岁以下儿童是主要的易感者。在幼儿园中容易造成流行,感染后可获持久免疫。早期患者和隐性感染者为传染源。自腮腺肿大前 1 天到消肿后 3 天均有传染性。病毒主要通过直接接触、飞沫传播,也可经唾液污染的食具、玩具等途径传播。

【护理评估】

(一) 健康史

询问患儿发病前 2～3 周内有无流行性腮腺炎患者接触史,有无腮腺炎疫苗接种史,本次发病前有无发热、头痛和肌痛等症状,既往有无腮腺反复肿大或腮腺炎病史。

(二) 身体状况

潜伏期 14～25 天,平均 18 天。部分患儿有发热、头痛、肌痛、乏力、纳差等前驱症状。1～2 天后腮腺逐渐肿大,体温上升可达 40℃ 以上。通常一侧先肿大,2～4 天后累及对侧,也有两侧同时肿大或始终限于一侧者。流行性腮腺炎腮腺肿大(图 13-2)以耳垂为中心,向前、后、下发展,边缘不清,触之有弹性及触痛。伴周围组织水肿,局部皮肤紧张发亮、灼热,但不红,疼痛明显,咀嚼食物时疼痛加重。在上颌第二磨牙旁的颊黏膜处,可见红肿的腮腺导管口,无脓性分泌物。腮腺肿大 3～5 天达高峰,1 周左右逐渐消退。颌下腺、舌下腺、颈部淋巴结也可同时受累。

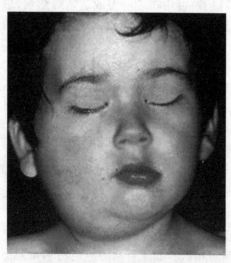

图 13-2 流行性腮腺炎腮腺肿大

腮腺炎病毒有嗜腺体和嗜神经性,故病毒常侵入中枢神经系统、其他腺体或器官,而使部分患儿发生脑膜脑炎、睾丸炎、急性胰腺炎等。

(三) 心理-社会状况

该病有传染性,需要隔离治疗,因疼痛明显、进食困难、外表形象的改变和担心学习等,导致患儿烦躁、焦虑、抑郁等心理变化。家长因缺乏本病相关知识,产生焦虑或自责等。评估老师和同学对本病的认知程度及态度。

(四) 辅助检查

1. 血清和尿淀粉酶测定 病程早期约 90% 患儿血清和尿液淀粉酶增高,其增高程度与腮腺肿大的程度平行。

2. 血清学检查 血清中特异性 IgM 抗体增高。

3. 病毒分离 患儿唾液、脑脊液、血液、尿液中可分离出病毒。

（五）治疗要点

主要为对症处理和支持治疗。头痛和并发睾丸炎者可酌情应用镇痛药。睾丸胀痛可用棉花垫和丁字带托起,局部冷敷。重症或并发脑膜脑炎者,可用地塞米松,静脉滴注 5～7天。发病早期可用利巴韦林,静脉滴注,疗程 5～7 天。

【常见护理诊断/问题】

1. 有传播感染的危险 与病原体排出有关。

2. 疼痛 与腮腺非化脓性炎症有关。

3. 体温过高 与病毒感染有关。

4. 潜在并发症:脑膜脑炎、睾丸炎、急性胰腺炎等。

【护理措施】

（一）预防感染的传播

呼吸道隔离至腮腺肿大消退后 3 天。对患儿呼吸道分泌物及其污染的物品进行消毒。流行期间应加强托幼机构的晨检。居室应通风,保持空气新鲜。

（二）减轻疼痛

1. 口腔护理 保持口腔清洁,常用温盐水漱口,多饮水,以减少口腔内残余食物,防止继发感染。

2. 饮食护理 给予易消化、清淡、有营养的半流质或软食,避免吃酸、辣、干、硬等刺激食物,以免唾液分泌及咀嚼使疼痛加剧。

3. 局部护理 局部冷敷,以减轻炎症充血及疼痛,亦可用中药如青黛散调醋局部湿敷,每日 1～2 次。

（三）维持正常体温

监测体温,高热者根据具体情况给予物理或药物降温,鼓励多饮水。发热伴有并发症者应卧床休息至热退。

（四）观察病情

注意有无脑膜脑炎、睾丸炎、急性胰腺炎等临床征象,如出现剧烈呕吐、头痛,睾丸肿大,中上腹部疼痛等,应及时报告医生。

（五）健康指导

1. 无并发症的患儿一般在家中隔离治疗,指导家长做好隔离、饮食、用药等护理,介绍减轻疼痛的方法。有并发症的及时到医院就诊。

2. 对 8 个月以上易感儿童接种腮腺炎减毒活疫苗,有效保护期可达 10 年。腮腺炎流行期间,避免带孩子到人群密集的场所。

四、手足口病

手足口病(hand foot and mouth disease)是由肠道病毒引起的传染性皮肤病,可引起手、足、口腔等部位的疱疹,少数患儿可引起心肌炎、肺水肿、无菌性脑膜炎等并发症。个别重症患儿病情发展快,可导致死亡。

本病与柯萨奇病毒 A5、A7、A9、A10、A16、B1、B2、B3、B5 以及肠道病毒 71 型有关。其中以柯萨奇病毒 A16 型(CoxA16)和肠道病毒 71 型(EV 71)最为常见。

患者、隐性感染者和无症状带毒者为该病流行的主要传染源。主要是通过人群间的密切接触进行传播。患者咽喉分泌物及唾液中的病毒,可通过空气飞沫传播;也可通过被病毒污染的手、毛巾、口杯、玩具、食具、奶具以及床上用品、内衣或患者接触过的公共健身器械等接触传播,亦可经口传播。与患者同一室最易感染。本病常见于夏秋季节,可在托儿所、幼儿园中发生流行。多发生于5岁以下儿童,尤以1~2岁婴幼儿居多。

【护理评估】

（一）健康史

询问患儿发病前1~2周内有无手足口病患者接触史;近期托儿所、幼儿园等有无手足口病的流行;是否有良好的个人及家庭卫生习惯。本次发病前有无发热、头痛、咽痛、咳嗽、鼻炎、腹痛等症状。

（二）身体状况

1. 普通病例

（1）潜伏期:多为2~10天,平均3~5天。

（2）前驱期:患儿发病前可有不同程度的发热、头痛、乏力、食欲缺乏、咽痛、咳嗽、腹痛等前驱症状。

（3）出疹期:1~3天后手、足、口腔黏膜出现皮损,皮损特点为:口腔黏膜出现小疱并绕以红晕,破裂后形成溃疡或糜烂,疼痛明显;手足远端部位出现斑丘疹和疱疹,疱疹多为直径2~4mm的圆形或椭圆形。如米粒大小,疱内液体较少,周围有炎性红晕,臀部或膝盖等部位偶可受累。口腔疱疹及皮疹常在1周内消失。本病病程1周左右,预后好,少有复发,极少数发展成重症。

2. 重症病例 除上述典型表现外（部分婴幼儿可无典型皮疹）早期可出现持续高热,末梢循环不良,呼吸、心率明显增快,精神差,呕吐,肢体抖动或无力,抽搐等,进一步发展可出现循环衰竭、肺水肿、昏迷甚至死亡,存活病例可留有后遗症。

（三）心理-社会状况

因本病传染性强,应评估家长对本病了解程度及护理能力,观察有无恐惧心理,针对具体情况做好家长的心理安慰。

（四）辅助检查

1. 血常规 白细胞计数正常或偏低,中性粒细胞减少,淋巴细胞计数相对增高。

2. 病原学检查 病毒分离和血清反应可明确病原体,免疫荧光、酶联免疫等方法有利于病毒的早期诊断。

（五）治疗原则

抗病毒药物可选用利巴韦林、干扰素等;继发感染可选用抗生素如磺胺、红霉素等。口腔用淡盐水或生理盐水漱口;口腔黏膜损害严重影响进食者,饭前用利多卡因。

【常见护理诊断/问题】

1. 有传播感染的危险 与疱疹的破溃有关。

2. 体温过高 与病毒感染有关。

3. 皮肤黏膜完整性受损 与手足皮损和口腔黏膜受损有关。

4. 潜在并发症:心肌炎、脑膜炎等。

【护理措施】

（一）预防感染的传播

及时发现患儿并隔离7~10天,至皮损消退为止;患儿呼吸道分泌物和粪便及其污染的食品、玩具、便器等物品要进行消毒处理;密切接触患儿的婴幼儿可肌内注射丙种球蛋白,以

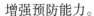

增强预防能力。

（二）维持正常的体温

患儿需卧床休息 1 周；保持室内安静、空气清新，维持室温 18～20℃，温度 50%～60%，定期空气消毒。高热者遵医嘱降温处理。

（三）维持皮肤、口腔黏膜完整性

患儿衣被要清洁、舒适、柔软，经常更换。剪短患儿的指甲，必要时包裹其双手，防止抓破皮疹；臀部有皮疹者，要随时清理大小便，保持臀部清洁干燥。手足部皮疹初期可涂炉甘石洗剂，待有疱疹形成或疱疹破溃时可涂 0.5% 碘伏。注意保持皮肤清洁，防止感染。

给予清淡、温热、可口、易消化的流质或半流质饮食，禁食冰冷、辛辣、咸等刺激性食物。保持口腔清洁，饭前、饭后用生理盐水漱口，对不会漱口者，可用棉棒蘸生理盐水轻轻地清洁口腔，或将维生素 B_2 粉剂或鱼肝油直接涂于口腔糜烂部位。

（四）观察病情

密切观察病情，尤其是重症患儿。若患儿出现烦躁不安、嗜睡、肢体抖动、呼吸及心率增快等表现时，提示神经系统受累或心肺功能衰竭，应立即通知医生，并积极配合治疗，给予相应护理。

（五）健康教育

保持个人、家庭和托幼机构的卫生是预防本病传染的关键。注意室内空气新鲜；养成饭前便后、外出后洗手习惯；婴幼儿用物、食具消毒处理；本病流行期间不宜带儿童到人群聚集、空气流通差的公共场所，托幼机构每日对公共设施消毒处理，每日晨检一旦发现可疑患儿要及时送诊。

第二节 细 菌 感 染

一、猩红热

猩红热（scarlet fever）是由 A 组 β 型溶血性链球菌引起的急性呼吸道传染病。临床以发热、咽峡炎、全身弥漫性鲜红色皮疹和疹后脱屑为特征。少数儿童在病后出现心、肾变态反应性并发症。

患者和带菌者是主要的传染源，5～15 岁为好发年龄，主要经空气飞沫传播。本病全年均可发病，冬春季节发病多见。

【护理评估】

（一）健康史

评估患儿有无与猩红热患者接触史，居住环境是否阴暗潮湿、空气不流通、居住拥挤等，有无发热、咽痛等病史。

（二）身体状况

潜伏期通常 2～3 天。典型病例起病急骤并有发热、咽峡炎、第 2 天出现典型的皮疹等，构成猩红热三大特征性表现。

1. 发热 多为持续性，可达 39℃ 左右，伴有头痛、全身不适、食欲缺乏等一般中毒症状。

2. 咽峡炎 表现有咽痛、吞咽痛，咽及扁桃体充血，其上有脓性分泌物。腭部可见有充血或出血性黏膜疹，可先于皮疹出现。

3. 皮疹　发热后第 2 天开始出疹,始于耳后、颈部及上胸部,24 小时内迅速蔓及全身。典型皮疹是在全身皮肤弥漫性充血的基础上出现分布均匀、针尖大小的丘疹,压之退色,疹间无正常皮肤,伴痒感。少数可见带黄白色脓头且不易破溃的皮疹,称"粟粒疹"。严重者可表现为出血性皮疹。在皮肤皱褶处,皮疹密集或因摩擦出血而呈紫红色线状,称为"线状疹"(亦称 Pastia 线)。颜面部仅有充血而无皮疹,口鼻周围充血不明显,与面部充血相比显得发白,称为"口周苍白圈"。皮疹多于 48 小时达高峰,继之依出疹顺序开始消退,2 ~ 3 天内退尽,重者可持续 1 周。疹退后开始皮肤脱屑,面部及躯干常为糠屑状,手足掌、指(趾)处常片状脱皮,呈手套、足指(趾)套状。

与出疹同时出现舌乳头肿胀,初期舌被白苔,肿胀的舌乳头突出覆以白苔的舌面,称为"草莓舌"(文末彩图13-3)。2 ~ 3 天后,舌苔脱落,舌面光滑呈绛红色,舌乳头凸起,称为"杨梅舌"。可作为猩红热的辅助诊断条件。

初期可发生化脓性和中毒性并发症,如化脓性淋巴结炎、中毒性心肌炎、中毒性肝炎等。在病程第 2 ~ 3 周,可并发风湿热、急性肾小球肾炎等,为变态反应所致。

（三）心理-社会状况

猩红热好发年长儿,对发病能正确认识,也能积极配合治疗及护理。但在疾病恢复期由于患病部位的皮肤大片脱皮,担心外表形象,会引起患儿担心、恐惧、焦虑。

（四）辅助检查

1. 血常规　白细胞总数增高,中性粒细胞比例常在 80% 以上,严重患者可出现中毒颗粒。

2. 细菌培养　咽拭子或病灶分泌物培养可有 β 型溶血性链球菌生长。

3. 免疫荧光检查　用免疫荧光法检测咽拭涂片可快速诊断。

（五）治疗要点

1. 病原治疗　首选青霉素,根据病情选择肌内注射或静脉途径给药,疗程 5 ~ 7 天。对青霉素过敏者可选用红霉素,疗程同青霉素。

2. 对症治疗　中毒型或脓毒型猩红热中毒症状明显,除应用大剂量青霉素外,可给予肾上腺糖皮质激素,发生休克者,给予抗休克治疗。

【常见护理诊断/问题】

1. 有传播感染的危险　与呼吸道排出病原有关。

2. 体温过高　与链球菌感染、毒血症有关。

3. 有皮肤完整性受损的危险　与细菌产生红疹毒素引起皮肤损害有关。

4. 潜在并发症:化脓性感染、风湿热、肾小球肾炎等。

【护理措施】

（一）预防感染的传播

患儿隔离至临床症状消失后 1 周,连续咽拭子培养 3 次阴性。对接触者医学观察 7 天,一旦有咽痛、扁桃体炎表现就应给予隔离治疗观察。儿童机构内有本病流行时,对有咽峡炎或扁桃体炎的患儿,亦应按猩红热隔离治疗。

（二）维持正常体温

1. 环境　病室应保持空气新鲜、流通,温度、湿度适宜,一般室温维持在 16 ~ 18℃,湿度以 60% 左右为宜。

2. 休息　急性期应卧床休息,保持心情平静,有并发症者应绝对卧床休息 2 ~ 3 周。

3. **饮食** 应给予易消化、营养丰富、高维生素的流质或半流质饮食,多饮水,注意补充足够的液体,必要时静脉输液以保证入量。

4. **降温** 可采用物理降温,禁用乙醇擦浴,以避免对皮肤的刺激。对持续高热用物理降温效果不明显者按医嘱采用药物降温。

(三) 维持皮肤完整性

保持皮肤清洁,每日用温水轻擦皮肤,禁用肥皂水、酒精擦拭皮肤。出疹期皮肤有瘙痒感,应避免搔抓损伤皮肤造成感染,可涂炉甘石洗剂止痒;忌穿绒布或化纤内衣裤,以免加重痒感。疹退后有皮肤脱屑,应任其自然脱落,嘱患儿不要强行撕脱,有大片脱皮时可用消毒剪刀剪掉。

(四) 观察病情变化

注意观察体温变化、咽痛症状及咽部分泌物变化、皮疹变化;注意观察有无其他部位化脓性病灶;有无风湿热、肾小球肾炎等并发症的临床表现;定时检查尿常规,及时发现肾脏损害并发症表现。

(五) 健康指导

1. 近年来猩红热以轻型多见,患儿可在家中治疗及护理。指导家长隔离患儿,以及对维持正常体温、维持皮肤完整性的护理给予具体指导。

2. 在病程第 2 ~ 3 周时易出现并发症,以急性肾小球肾炎多见,患儿家长应注意患儿尿液颜色的变化,并定期到医院化验检查,及时发现就医。如有其他并发症表现应及时就医。

3. 流行期间应避免到人群密集的公共场所,接触患者应戴口罩。

二、中毒型细菌性痢疾

 工作情景与任务

导入情景:

上午 10 时,5 岁的小朋友鹏鹏,突然抽搐,面色苍白,家长急送医院。护士急测体温 39.5℃,经询问患儿有不洁饮食史。初步诊断为"中毒型细菌性痢疾"。

工作任务:

1. 隔离患儿。

2. 正确采集大便标本送检。

3. 采取降低体温、控制惊厥的护理措施。

细菌性痢疾(bacillary dysentery)是由志贺菌属引起的肠道传染病。中毒型细菌性痢疾(bacillary dysentery,toxic type)简称毒痢,是急性细菌性痢疾的危重型,起病急骤,其临床特征为突发高热,反复惊厥、嗜睡、迅速发生休克和昏迷。病死率高,须积极抢救。

病原菌为痢疾杆菌,属志贺菌属,为革兰阴性杆菌。痢疾杆菌对外界抵抗力较强,耐寒、耐湿,但不耐热和阳光,一般消毒剂均可将其灭活。

急性、慢性痢疾病人和带菌者是主要传染源。其传播方式是通过消化道传播。流行季节可因饮用污染的水及食物引起暴发流行。人群普遍易感,多见于 2 ~ 7 岁平素体格健壮、

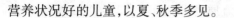

营养状况好的儿童,以夏、秋季多见。

【护理评估】

（一）健康史

询问本次发病前有无不洁饮食史、与腹泻患儿接触史;有无高热、惊厥、休克等表现;了解患儿既往身体状况。

（二）身体状况

潜伏期通常为1～2天,短者数小时,长至8天。起病急骤,患儿突然高热,体温可达40℃以上,常在肠道症状出现前发生惊厥,短期内(一般数小时内)即可出现中毒症状。肠道症状往往在数小时或十余小时后出现,故常被误诊为其他热性疾病。根据临床特点分为以下四型:

1. 休克型(皮肤内脏微循环障碍型)　此型较常见。主要表现为感染性休克。早期为微循环障碍,患儿精神萎靡、面色苍白、四肢厥冷、脉搏细速、血压正常或偏低、脉压小。随着病情进展,微循环淤血、缺氧,出现发绀、面色青灰、皮肤花纹、血压下降或测不出、心音低钝、少尿或无尿,后期可伴心、肺、肾等多器官功能障碍。

2. 脑型(脑微循环障碍型)　以颅内压增高、脑水肿、脑疝及呼吸衰竭为主。患儿有剧烈头痛、呕吐、血压增高,心率相对缓慢,肌张力增高,反复惊厥及昏迷。严重者出现呼吸节律不齐、瞳孔两侧大小不等,对光反射迟钝或消失。此型较重,病死率高。

3. 肺型(肺微循环障碍型)　主要表现为呼吸窘迫综合征。以肺微循环障碍为主,常由脑型或休克型发展而来,病情危重,病死率高。

4. 混合型　同时或先后出现以上两型或三型的征象,病情最为严重,预后差。

（三）心理-社会状况

由于本病来势凶险,病情严重,家庭成员尤其对母亲刺激最大,表现出自责、紧张、焦虑、恐惧等。应注意评估家庭成员对本病的认知程度,了解患儿家庭饮食卫生习惯。多与家长交流,及时给予心理安慰和支持。

（四）辅助检查

1. 血常规　白细胞总数和中性粒细胞增高。

2. 大便常规　有黏液脓血便的患儿,镜检可见大量脓细胞、红细胞、巨噬细胞。

3. 大便培养　大便培养可分离出志贺菌属痢疾杆菌。

4. 免疫学检查　采用免疫荧光抗体等方法检测粪便的细菌抗原,有助于早期诊断。

（五）治疗要点

1. 降温止惊　对高热的患儿可采用物理降温、药物降温及亚冬眠疗法。惊厥患儿可用地西泮,或用水合氯醛保留灌肠。

2. 抗生素治疗　可选用丁胺卡那霉素、头孢噻肟钠或头孢曲松钠等静脉滴注,病情好转后改口服。

3. 防治脑水肿和呼吸衰竭　保持呼吸道通畅,给氧;用20%甘露醇每次0.5～1g/kg静注,每6～8小时一次,疗程3～5天。或与利尿剂交替使用,必要时可用肾上腺糖皮质激素。若出现呼吸衰竭及早使用呼吸机。

4. 防治微循环衰竭　首先扩充血容量、纠正酸中毒,维持水、电解质平衡,在充分扩容的基础上应用东莨菪碱、酚妥拉明、多巴胺等血管活性药物,改善微循环;及早使用肾上腺糖皮质激素。

【常见护理诊断/问题】

1. 潜在并发症:休克、颅内高压症、呼吸衰竭等。

2. 体温过高 与毒血症有关

3. 焦虑(家长) 与病情危重有关。

【护理措施】

(一)密切观察病情

1. 专人监护,密切观察神志、面色、体温、脉搏、瞳孔、血压、尿量、呼吸节律变化及惊厥情况,并准确记录24小时出入液体量。

2. 观察患儿排便次数和大便性状,准确采集大便标本送检。

3. 休克患儿取平卧位或中凹体位,每15～30分钟监测生命体征一次,给氧,适当保暖。迅速建立并维持静脉通路,保证输液通畅及药物输入。遵医嘱进行抗休克治疗。

4. 防止脑水肿和呼吸衰竭,按医嘱使用镇静剂、脱水剂、利尿剂等,控制惊厥,降低颅内压。保持呼吸道通畅,做好人工呼吸、气管插管、气管切开的准备工作,必要时使用呼吸机。

(二)降低体温、控制惊厥

保持室内空气流通,温湿度适宜。监测患儿体温变化,高热时给予物理降温或药物降温,对持续高热不退、频发惊厥者采用亚冬眠疗法,控制体温在37℃左右。惊厥者按医嘱给予地西泮、苯巴比妥钠和水合氯醛等镇静止痉药。

(三)减轻家长压力

向患儿家长介绍患儿病情,提供心理支持,减轻家长紧张、焦虑的心情,与医护人员建立信任的关系,从而积极配合治疗和护理。

(四)健康指导

1. 指导家长隔离患儿至临床症状消失、大便培养连续3次阴性。有密切接触者应医学观察1周。餐具单独使用,用后煮沸消毒,玩具及用物定期在阳光下暴晒直到隔离期结束。

2. 向患儿与家长介绍菌痢的发生原因、传播方式和预防知识。指导家长注意饮食卫生,不喝生水,不吃变质、不洁食品等。养成饭前、便后洗手的良好习惯。

第三节 结 核 病

结核性脑膜炎

 工作情景与任务

导入情景:

儿科门诊护士小杨接诊一名3岁患儿,因近3周来不规则发热、性格异常、头痛、呕吐、精神萎靡来院就诊。经了解患儿母亲曾有结核病史。初步诊断"结核性脑膜炎",收入院。

工作任务:

1. 配合医生进行腰穿术采集脑脊液检查。

2. 为患儿实施降低颅内压护理。

结核性脑膜炎(tuberculous meningitis,简称结脑),是结核杆菌侵犯脑膜所引起的炎症,常为血行播散所致的全身性粟粒性结核病的一部分,是儿童结核病最严重的类型。常在结核原发感染后1年以内发生,尤其在初染结核3~6个月最易发生结脑。多见于3岁以内的婴幼儿。是儿童结核病死亡的主要原因。

由于儿童中枢神经系统发育不成熟、血-脑脊液屏障功能不完善、免疫功能低下,入侵的结核杆菌易血行播散而引起结核性脑膜炎。少数病例亦可由脑实质或脑膜的结核病灶破溃,结核菌进入蛛网膜下腔和脑脊液中所致。极少数可由脊椎、中耳或乳突的结核病灶直接蔓延侵犯脑膜。

【护理评估】

（一）健康史

询问患儿有无与开放性结核病患者密切接触史。是否接种过卡介苗。有无结核病史,是否接受过正规治疗。近期是否患过其他急性传染病,如麻疹、百日咳等。有无结核中毒症状;有无早期性格改变、呕吐、头痛等表现。

（二）身体状况

典型结脑起病多较缓慢。根据临床表现,大致可分为3期。

1. 早期（前驱期） 1~2周,主要症状为性格改变,如表情呆滞,对周围事物不感兴趣,少言、懒动、烦躁、易怒等。可有低热、厌食、盗汗、消瘦、便秘及不明原因的呕吐,年长儿可诉头痛。

2. 中期（脑膜刺激期） 1~2周,由于颅内压逐渐增高,患儿出现剧烈头痛、喷射性呕吐、感觉过敏,嗜睡或烦躁不安、惊厥等。脑膜刺激征明显。婴幼儿则表现为前囟隆起、骨缝裂开。此期可出现脑神经功能障碍,最常见为面神经瘫痪,其次为动眼神经和外展神经瘫痪。部分患儿出现脑炎体征。

3. 晚期（昏迷期） 1~3周,上述症状逐渐加重,由意识朦胧、半昏迷继而昏迷。阵挛性或强直性惊厥频繁发作。患儿极度消瘦,呈舟状腹。常出现水、电解质代谢紊乱。最终可因颅内压急骤增高导致脑疝致使呼吸及心血管运动中枢麻痹而死亡。

最常见的并发症为脑积水、脑实质损害、脑出血和颅神经障碍。其中前三种是导致结脑死亡的常见原因。严重后遗症为脑积水、智力低下、肢体瘫痪、失明、失语、癫痫和尿崩症等。

（三）心理-社会状况

评估家长对本病病情、预后、治疗等相关知识的了解程度。由于本病病情重、预后差、病程长、治疗费用高,家长出现担忧、焦虑、恐惧的心理反应。因本病具有一定的传染性,往往会遭到他人的歧视、躲避、怜悯,增加患儿和家长的心理压力。

（四）辅助检查

1. 脑脊液检查 脑脊液压力增高,外观透明或呈毛玻璃状;白细胞总数多为$(50 \sim 500)$ $\times 10^6/L$,分类以淋巴细胞为主;蛋白定量增加;糖和氯化物均降低是结脑的典型改变。脑脊液静置12~24小时后,取其表面蜘蛛网状薄膜涂片可查到抗酸杆菌。脑脊液结核杆菌培养阳性则可确诊。

2. 胸部X线检查 80%~90%显示有活动性病变。

3. 结核菌素试验 阳性对诊断有帮助,但晚期可呈假阴性。

4. 眼底检查 可见脉络膜上有粟粒状结节病变。

知识窗

结核菌素试验

方法:目前我国临床常用的结核菌素为皮内注射0.1ml含结核菌素5个单位的纯蛋白衍生物(PPD)。一般在左前臂掌侧中下1/3交界处做皮内注射,使之形成6~10mm的皮丘。

结果判断:48~72小时后,以72小时为准观察反应结果。硬结平均直径<5mm为阴性(-);5~9mm为阳性(+);10~19mm为中度阳性(++);≥20mm为强阳性(+++);除局部硬结外,还可见水疱、破溃、淋巴管炎反应等为极强阳性反应(++++)。

(五) 治疗要点

主要为两个重点:抗结核治疗和降低颅内压。

1. 抗结核治疗 联合应用易透过血-脑脊液屏障的抗结核杀菌药物,分阶段治疗。

(1) 强化治疗阶段:联合使用INH(异烟肼)、RFP(利福平)、PZA(吡嗪酰胺)及SM(链霉素),疗程3~4个月。

(2) 巩固治疗阶段:继续应用INH,RFP或EMB(乙胺丁醇)。RFP或EMB 9~12个月。抗结核总疗程不少于12个月。或待脑脊液恢复正常后继续治疗6个月。

2. 降低颅内压 常用脱水剂如20%甘露醇;一般于停用甘露醇前1~2天加用利尿剂如乙酰唑胺;视病情可考虑做侧脑室穿刺引流、分流手术等。

3. 应用肾上腺糖皮质激素 早期使用可减轻炎性反应,降低颅内压,并可减少粘连,防止或减轻脑积水的发生,一般使用泼尼松,疗程8~12周。

【常见护理诊断/问题】

1. 潜在并发症:颅内压增高。

2. 营养失调:低于机体需要量 与摄入不足及消耗增多有关。

3. 有皮肤黏膜完整性受损的危险 与长期卧床、排泄物刺激有关。

4. 焦虑 与病情危重、病程长、预后较差有关。

【护理目标】

患儿患病期间不发生并发症;能够摄入足够的热量及营养;无皮肤受损;家属情绪稳定,能很好配合治疗。

【护理措施】

(一) 控制颅内压

1. 患儿应绝对卧床休息,取头肩抬高侧卧位。保持室内安静,治疗和护理操作尽量集中进行,减少对患儿的刺激。

2. 遵医嘱给予肾上腺糖皮质激素、脱水剂、利尿剂等,配合医师作好腰椎穿刺或侧脑室引流以减低颅内压。做好术前准备和术后护理,腰椎穿刺后去枕平卧4~6小时,以防头痛发生。定期复查脑脊液。

3. 按医嘱使用抗结核药物,有效控制颅内感染。注意观察药物的副作用。

4. 密切观察病情变化,注意监测生命体征、神志、瞳孔大小,及早发现脑疝,以便及时采取措施。

（二）改善患儿营养状况

给予患儿营养丰富、易消化的饮食，保证足够能量以增强机体抗病能力。进食宜少量多餐，耐心喂养。对昏迷、不能吞咽者，可用鼻饲、静脉补充营养，以保证营养和维持水、电解质平衡。

（三）维持皮肤黏膜完整性

保持床铺清洁、平整。及时清除颈部、耳部的呕吐物及大小便后应及时清洗，保持皮肤清洁、干燥。对昏迷及瘫痪患儿，每2小时翻身、拍背一次，以防止压疮和坠积性肺炎。对眼睑不能闭合者，可涂眼膏并用纱布覆盖，保护角膜。每天清洁口腔2~3次，以免因呕吐致口腔不洁诱发细菌繁殖。

（四）健康指导

1. 告知家长要有长期治疗的思想准备，坚持全程、合理用药，并做好病情及药物毒副作用的观察，定期门诊复查，防止复发。

2. 指导家长为患儿制订合理的生活制度，保证休息时间，适当进行户外活动。注意饮食，供给足够的营养。指导对昏迷患儿眼睛、口腔、皮肤的护理。

3. 避免继续与开放性结核病人接触，以防重复感染，积极预防和治疗各种感染性疾病。

4. 对留有后遗症的患儿，指导家长对瘫痪肢体进行理疗、针灸、按摩及功能锻炼，帮助肢体功能恢复，防止肌挛缩。对失语和智力低下者进行语言训练及适当教育。

【护理评价】

患儿住院期间是否发生并发症；皮肤黏膜是否完整；营养供给能否满足需要；家长的焦虑心情是否减轻。

（刘　俐）

 思考题

1. 患儿，女，4岁，因发热、咳嗽4天，出疹伴气促1天入院。查体：体温40℃，脉搏130次/分，呼吸30次/分。精神较差，耳后、颜面、躯干可见红色斑丘疹，疹间皮肤正常。双肺可闻及细湿啰音，心律齐，无杂音，肝脾未触及。初步诊断为"麻疹并支气管肺炎"。

问题：

（1）该患儿健康史评估的主要内容有哪些？

（2）写出主要的护理诊断。

（3）对患儿如何进行隔离？

2. 患儿，男，7岁。8月因突然高热、惊厥10分钟就诊。体温39.5℃，面色苍白，四肢厥冷，意识模糊，大便常规检出脓细胞。初步诊断为"中毒型细菌性痢疾"。

问题：

（1）如何根据临床资料，列出患儿的护理诊断？

（2）根据护理诊断，对该患儿应采取哪些相应的护理措施？

第十四章　危重症患儿的护理

 学习目标

1. 具有高度的责任心、耐心及严肃认真的工作态度,体谅患儿家长的心情。
2. 熟悉危重症患儿的护理评估、常见护理诊断/问题、护理措施。
3. 学会运用所学知识对危重症患儿进行急救和护理。

第一节　心跳、呼吸骤停

心跳、呼吸骤停(cardiopulmonary arrest,CPA)指患儿突然呼吸及循环功能停止,为儿科危急重症。对心跳、呼吸骤停采取的急救措施称心肺复苏。

引起小儿心跳、呼吸骤停的原因很多,如喉痉挛、喉梗阻、气道异物、严重肺炎与呼吸衰竭、严重心律失常、电击、溺水、严重创伤、大出血、药物中毒或过敏、电解质与酸碱平衡紊乱等。各种原因中窒息引起者最常见。

【护理评估】

（一）健康史

紧急抢救,心肺复苏后再收集资料,尽快明确引发心跳、呼吸骤停的原因。

（二）身体状况

1. 神志突然丧失,出现短暂抽搐或昏迷。
2. 心音微弱、心音消失。大动脉(颈、股动脉)搏动消失,测不到血压。
3. 瞳孔散大、对光反射消失。
4. 呼吸停止或严重呼吸困难,面色苍白迅速转为发绀或灰暗。

（三）心理-社会状态

家长因患儿病情危重及对本病知识的缺乏,看到抢救患儿的情景,会产生紧张、恐惧、焦虑和沮丧等心理反应,对医务人员的言行、态度过于敏感。个别家长由于担心预后或高昂的医疗费用而遗弃患儿。

（四）辅助检查

心电图呈等电位线或仅有 P 波、心电-机械分离、心室颤动等。

（五）治疗要点

现场分秒必争实施复苏抢救。抢救措施可归结为以下六点:A(airway),气道通畅;B(breathing),建立呼吸;C(circulation),胸外心脏按压;D(drugs),药物治疗;E(ECG),心电监护;F(defibrillation),消除室颤。ABC 为基础生命支持阶段,是用基本技术现场急救;DEF 是高级生命支持阶段,是应用辅助设备和特殊技术,建立和维持有效的通气,促进心脏复跳。

【常见护理诊断/问题】

1. 不能维持自主呼吸　与心跳、呼吸骤停有关。

2. 心排量减少　与循环衰竭有关。

3. 恐惧(家长)　与病情危重及预后不良有关。

【护理措施】

(一) 心肺复苏

1. 保持气道通畅(airway A)　迅速清除口、咽和气管内分泌物、异物或呕吐物,移去枕头使头颈伸展向后仰,抬高下颌,一只手置于患儿的前额,将头向背部倾斜处于正中位。另一只手的几个手指放在下颌骨的颏下,提起下颌骨向外上方(图 14-1)。必要时行气管插管或气管切开。

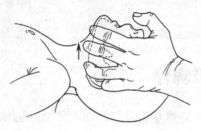

图 14-1　通过提下颌开放气道

2. 建立呼吸(breathing B)

(1) 口对口人工呼吸:此法适合于现场急救。操作者深吸气后,一手托起患儿下颌,以免舌后坠阻塞咽喉部,另一手捏住其鼻孔,深吸气后,对准患儿口内吹气,直到患儿胸部稍膨起,则停止吹气(每次吹气 1 ~ 1.5 秒),放松鼻孔,使患儿自然呼气,排出肺内气体。重复上述操作,如为 1 岁以下婴儿,可以口对婴儿的口鼻一并吹气,牙关紧闭者可采用口对鼻孔吹气。吹气与排气的时间之比为 1:2,人工呼吸频率在儿童为每分钟 18 ~ 20 次,婴儿为每分钟 30 ~ 40 次。

(2) 在儿科急诊中,还可采用复苏球囊对婴幼儿进行有效的通气。当需要持久通气或面罩吸氧不能提供足够通气时,尽快采用气管插管,插管后接呼吸机,以利于加压给氧和辅助呼吸。

3. 心脏复苏、建立血液循环(circulation C)　当气道通畅,呼吸建立后复苏仍不理想时应考虑做胸外心脏按压。将患儿平卧于硬板上,按压部位在两侧肋弓交点处的胸骨下切迹上两横指上方,或婴儿乳头连线与胸骨交点下一横指处,或胸骨中、下 1/3 交界处。年长儿用双手掌法,幼儿可用单手掌法(图 14-2);婴儿可用双手拇指重叠环抱按压法(即双手拇指重叠放在按压部位,其余手指及手指掌环抱患儿胸廓)(图 14-3),新生儿亦可采用环抱法或单手示指、中指按压法(图 14-4)。按压频率:新生儿 100 ~ 120 次/分,婴幼儿及儿童 100 次/

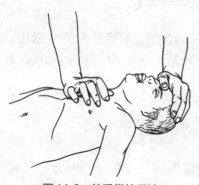

图 14-2　单手掌按压法

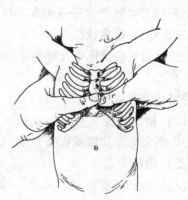

图 14-3　双手拇指按压法

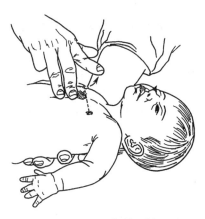

图 14-4 双指按压法

分。胸廓下陷幅度：儿童 2~3cm，婴幼儿 1~2cm。胸外心脏按压与人工通气之比为 30:2，若为双人复苏则为 15:2。心脏按压时，应注意防止用力过猛或部位不正确而发生肋骨骨折或内脏损伤。同时，应注意防止胃内容物反流造成窒息。

心肺复苏成功标志：①颈、肱、股动脉跳动，测定血压>60mmHg（8kPa）；②听到心音，心律失常转为窦性心律；③瞳孔缩小，为组织灌流量和氧供给量足够的最早指征；④口唇、甲床颜色转红。

4. 应用复苏药物（drugs D）　为促进心跳及呼吸的恢复，在人工呼吸和心脏按压的同时，应根据心电监护显示心搏骤停的类型，由静脉或气管内注射复苏药物。心跳停搏选用 1:1000 的肾上腺素，注意肾上腺素不能直接加入碳酸氢钠溶液中输入，因碱性药物可降低其效果；心搏徐缓可用阿托品溶液注射，或用肾上腺素静注；室性心动过速选用利多卡因静注。

5. 心电监护（ECG E）　心电监护可迅速发现心率和心律的异常，以便及时处理。

6. 电除颤（dcfibrillation F）　电除颤对室颤和室性心动过速效果较好，应尽早进行：①发现室颤或心搏骤停 2 分钟内可立即除颤；②心搏骤停未及时发现者必须在基础生命支持 2 分钟后进行除颤。

（二）心肺复苏后的护理

心肺复苏只是抢救的第一步，复苏后患儿仍面临脑缺氧损害、心律失常、低血压、电解质紊乱以及继发感染等威胁，因此必须专人监护，密切观察病情变化，防止心跳、呼吸的再次停止以及各种并发症的发生。

（三）健康指导

向患儿家长解释心跳呼吸骤停的原因、主要表现、抢救步骤及预后等。告诉家长复苏后护理的重要性，取得理解和配合。

第二节　小儿惊厥

 工作情景与任务

导入情景：

2 岁的平平傍晚突然发生抽搐、神志不清、两眼上翻，家长惊慌失措，急忙将平平送往医院。门诊护士小王接诊后急测体温 41℃，经医生检查初步诊断"热性惊厥"。

工作任务：

1. 协助医生进行急救护理。

2. 指导家长惊厥发作时的正确处理。

惊厥（convulsions）俗称"抽风、惊风"，是指全身或局部肌群突然发生不自主收缩，常伴有意识障碍,是儿童常见而重要的急症。小儿惊厥发病率是成人的 10～15 倍,主要是由于婴幼儿大脑皮质功能发育尚未完善,神经髓鞘未完全形成,因此受刺激后神经系统功能暂时紊乱,神经细胞突然大量、异常、反复放电而致。

引起惊厥的原因很多,大体上分为感染性疾病和非感染性疾病两类。感染性疾病主要由颅内感染(各种病原体引起的脑膜炎、脑炎及脑脓肿等)和颅外感染(各种感染造成的热性惊厥和中毒性脑病等)所致;非感染性疾病主要由颅内疾病(如颅内占位性病变、颅脑损伤、畸形、原发性癫痫等)和颅外疾病(低血钙和低血糖、药物或食物中毒及高血压脑病及尿毒症等)所致。其中高热是小儿惊厥最常见的原因。

【护理评估】

(一) 健康史

了解有无引起惊厥的相关病史,注意出生史、喂养史、感染及传染病史、中毒史、既往发作史、家族史等,了解有无发热和其他伴随症状等。

(二) 身体状况

1. 惊厥典型表现　常见于癫痫大发作。起病急,突然意识丧失,头向后仰,眼球固定,上翻或斜视,口吐白沫,牙关紧闭,面部及四肢肌肉不自主地强直性或阵挛性抽搐,部分患儿有大小便失禁。惊厥可持续数秒至数分或更长时间,发作停止后多转入嗜睡或昏迷状态。少数患儿抽搐时神志清楚,小婴儿惊厥表现可不典型,仅有呼吸暂停、口角抽动、一侧肢体抽动、两眼凝视等。亦有部分患儿发作前可先有惊跳、精神恍惚、烦躁不安等表现。

2. 惊厥持续状态　惊厥发作持续 30 分钟以上或两次发作间歇期意识不能完全恢复者。若惊厥反复发作或呈持续状态,常提示病情严重。长时间的惊厥引起缺血缺氧性脑损害,导致脑水肿甚至死亡。

3. 热性惊厥　是小儿惊厥最常见的原因,多见于 6 个月至 3 岁的小儿;常在上呼吸道感染初期、体温急剧上升时发生;在一次发热疾病中,一般只发作一次,很少有连续发作;抽搐数秒至 10 分钟,意识恢复快,无神经定位症状,一般预后好;热退后一周脑电图正常。部分患儿有既往发作史。

(三) 心理-社会状况

心理改变随年龄不同而表现不同,年长儿可产生自卑、恐惧心理,担心再次发作而长时间处于紧张状态。由于家长对惊厥知识的缺乏,会出现惊慌失措,甚至采用一些错误的处置方法。

(四) 辅助检查

可查血、尿、粪便常规,根据病情选择检查项目,如血培养、血生化、尿素氮、脑脊液等的测定。必要时可做眼底检查、脑电图检查、颅脑 CT 或 MRI 等。

(五) 治疗要点

控制惊厥,首选地西泮(剂量按每次 0.1～0.3mg/kg 静脉缓注),也可选用苯巴比妥钠(新生儿常用,6～10mg/kg 肌内注射)、10% 水合氯醛(40～60mg/kg 配成 5% 溶液保留灌肠)、苯妥英钠(地西泮无效时用,适用于癫痫持续状态,10～20mg/kg 静脉注射)等;如无医疗条件可选用针刺疗法,取穴人中、合谷、十宣、内关、涌泉针刺。及时发现和治疗病因,预防惊厥复发。

知识窗

热性惊厥就是癫痫吗?

癫痫是多种因素(包括遗传及后天获得的各种不同因素)引起的脑功能异常,是一种慢性疾病,表现为反复发作的惊厥,多有脑电图的异常。热性惊厥的好发年龄在6个月至3岁,依据世界各地的报告:平均每20~50个小孩就有一人经历一次热性惊厥,其中有1/3的小孩可能再一次经历热性惊厥,有1/6的小孩每当发热就会出现惊厥,但绝大多数小孩在3岁以后就不再发作,只有极少数(2%~7%)可转变为癫痫。因此,热性惊厥并不能诊断为癫痫,不需要长期治疗。但定期对热性惊厥小儿进行追踪随访是必要的。

【常见护理诊断/问题】

1. 有窒息的危险　与惊厥发作、呼吸道堵塞有关。

2. 有受伤的危险　与抽搐及意识障碍有关。

3. 体温过高　与感染及惊厥持续状态有关。

4. 潜在并发症:脑水肿。

5. 知识缺乏:家长缺乏惊厥发作时急救及预防的知识。

【护理措施】

(一) 防止窒息

惊厥发作时立即让患儿平卧,头偏向一侧,解开衣领,及时清除咽部分泌物,保持呼吸道通畅,防止窒息。严重惊厥时给予氧气吸入。备好急救用品,如开口器、吸痰器、气管插管用具等。遵医嘱使用止惊剂,观察并记录用药后呼吸和血压的变化。

(二) 预防受伤

惊厥发作时保持安静,用纱布包裹压舌板放在上、下磨牙之间,防止舌咬伤。牙关紧闭时,不要用力撬开,以免损伤牙齿。床边加床档,避免坠床,同时在床栏处放置棉垫,并移开床上硬物,防止碰伤。就地急救时,移开一切危险物品,不能强力按压或牵拉患儿肢体,以免骨折或脱臼。对可能发生惊厥的患儿要有专人看护,避免发作时受伤。

(三) 维持正常体温

体温在38.5℃以上,遵医嘱给予物理降温或药物降温方法。

(四) 密切观察病情,预防脑水肿的发生

惊厥发作时保持安静,禁止一切不必要的刺激,因为各种刺激均可使惊厥加重或持续时间延长,易导致脑损伤。密切观察患儿生命体征、神志、瞳孔的改变,脑水肿者及时通知医生,遵医嘱给予静脉注射甘露醇或地塞米松。

(五) 健康指导

合理安排生活作息,加强营养,适当参加体育锻炼,注意预防感染。对热性惊厥的患儿应及时采取物理降温。惊厥发作时就地抢救,保持呼吸道通畅,针刺(或指压)人中穴,保持安静,不可摇晃、大声喊叫或搬动患儿。发作缓解后再将患儿送往医院,确定病因。

第三节 急性心力衰竭

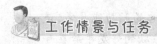
工作情景与任务

导入情景：

儿科护士小张值夜班时收治一名肺炎患儿，7个月。夜间巡视时发现该患儿出现呼吸困难、发绀、烦躁不安，查体：T 37.5℃，P 185次/分，R 65次/分，双肺可闻多量喘鸣音及中小水泡音，肝右肋下3.5cm，质软。立即报告了医生。

工作任务：

1. 明确患儿出现的并发症。

2. 提出该患儿主要的护理诊断。

3. 针对并发症采取护理措施。

急性心力衰竭(acute heart failure)是指心脏工作能力(心肌收缩或舒张功能)下降，即心排血量绝对或相对不足，不能满足全身组织代谢的需要的病理状态。

心脏疾病是小儿急性心力衰竭的主要病因。贫血、营养不良、电解质紊乱、严重感染、心律失常和心脏负荷过重等病理情况是心力衰竭发生的常见诱因。急性心力衰竭是小儿时期常见的心血管系统危重症之一，不及时诊治，可危及患儿生命。

【护理评估】

（一）健康史

询问有无引起心力衰竭的原发疾病史及此次诱发的原因。

（二）身体状况

婴幼儿心力衰竭的临床表现有一定特点。常见症状为呼吸增快、表浅，喂养困难，烦躁多汗，哭声低弱，肺部可听到干啰音或哮鸣音，肝增大达肋下3cm或以上。心脏增大，心率可增快达150~200次/分，多能闻及奔马律。

年长儿心力衰竭的临床表现与成人相似，表现为：①心排出量的不足：出现心动过速、心脏扩大、奔马律、脉细弱、肤色苍白、湿冷、全身乏力或烦躁、厌食等。②体循环淤血：肝肿大、颈静脉怒张、肝颈反流试验阳性、水肿、尿量减少。③肺循环淤血：呼吸困难、气促、端坐呼吸、鼻翼扇动、青紫、肺部可闻及湿啰音、咳嗽、声音嘶哑。

心力衰竭临床诊断指征如下：①安静时心率增快，婴儿>180次/分，幼儿>160次/分，不能用发热或缺氧解释者；②呼吸困难，青紫突然加重，安静呼吸达60次/分以上；③肝大达肋下3cm或以上，或在密切观察下短时间内较前增大，而不能以横膈下移等原因解释者；④心音明显低钝，或出现奔马律；⑤突然烦躁不安，面色苍白或发灰，而不能用原有疾病解释；⑥尿少、下肢水肿，排除营养不良、肾炎、维生素缺乏等原因所致。上述前四项为临床诊断的主要指征，尚可结合其他几项以及1~2项辅助检查进行综合分析。

（三）辅助检查

1. 心电图对病因诊断及指导洋地黄应用有帮助。

2. X线检查可显示肺淤血和肺水肿。

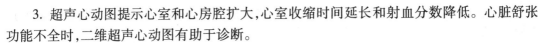

3. 超声心动图提示心室和心房腔扩大,心室收缩时间延长和射血分数降低。心脏舒张功能不全时,二维超声心动图有助于诊断。

(四)治疗原则

重要的是去除病因、治疗原发疾病,保持镇静,给予吸氧、强心、利尿、扩血管,纠正代谢紊乱。洋地黄制剂中由于地高辛的吸收和排泄迅速,作用可靠,给药途径方便,故儿科应用最广。

【常见护理诊断/问题】

1. 心排血量减少 与心肌收缩力降低有关。

2. 体液过多 与心功能下降、循环淤血有关。

3. 气体交换受损 与肺淤血有关。

4. 潜在并发症:药物毒副作用。

【护理措施】

(一)减轻心脏负荷

1. 休息 让患儿卧床休息,床头抬高 15°~30°,有明显左心衰时给予半卧位或坐位,双腿下垂,小婴儿可抱起,以减少回心血量,减轻心脏负荷。

2. 避免患儿烦躁、哭闹,必要时按医嘱应用镇静药物。

3. 限制钠和水的摄入,输液速度应控制在 5ml/(kg·h)以下。

4. 避免患儿用力,减少耗氧量;保持大便通畅,必要时给予甘油栓或开塞露通便。

(二)减轻水肿

限制水钠摄入,予少盐(每日饮食中钠盐不超过 0.5~1g)、易消化清淡饮食为宜,尽量减少静脉输液或输血,必输时每日总量宜控制在 75ml/kg 以下,输入速度宜慢。

(三)吸氧

一般流量为 2~4L/min,有急性肺水肿患儿吸氧时,可用 20%~30% 乙醇湿化给氧,间歇吸入,每次 10~20 分钟,间隔 15~30 分钟,重复 1~2 次。

(四)用药护理

1. 每次使用药物前测患儿脉搏 1 分钟,一般脉率在新生儿<120 次/分,婴儿<100 次/分,幼儿<80 次/分,学龄儿童<60 次/分或出现心电图 P-R 间期较用药前延长、心律失常时应及时报告医生决定是否停药。

2. 应严格按剂量给药,婴幼儿用量甚小,注射时宜用 1ml 注射器抽取药液,再以 10% 或 25% 葡萄糖溶液稀释,注射速度宜慢(时间不少于 5 分钟)。口服药则要与其他药物分开服用。

3. 钙剂与洋地黄制剂有协同作用,应避免同时使用。

4. 用药期间应密切观察洋地黄的毒性反应。儿童洋地黄中毒最常见的表现为心律失常,如房室传导阻滞、室性期前收缩、阵发性心动过速、心动过缓;其次为胃肠道反应,如食欲缺乏、恶心、呕吐;神经系统症状如嗜睡、头晕、色视等则较少见。

洋地黄中毒时,立即停用洋地黄和利尿剂,同时遵医嘱补充钾盐。

5. 用药后洋地黄制剂有效的主要指标是:心率减慢、肝缩小、气促改善、安静、胃纳好转、尿量增加。

(五)健康指导

协助日常生活护理,指导家长及患儿根据病情适当安排休息、翻身、进食及大便时及时

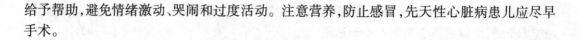

给予帮助,避免情绪激动、哭闹和过度活动。注意营养,防止感冒,先天性心脏病患儿应尽早手术。

第四节 急性呼吸衰竭

急性呼吸衰竭(acute respiratory failure)简称为呼衰,为儿童时期常见急症之一。系指累及呼吸中枢或呼吸器官的各种疾病,导致肺氧合障碍和(或)肺通气不足,影响气体交换,引起低氧血症或(和)高碳酸血症,并由此产生一系列生理功能和代谢紊乱的临床综合征。

主要分为中枢性和周围性两种,中枢性呼吸衰竭是因呼吸中枢的病变,呼吸运动发生障碍;周围性呼吸衰竭常发生于呼吸器官的严重病变或呼吸肌麻痹,可同时发生通气与换气功能障碍。临床常按血气分析分为单纯性低氧血症型呼衰(Ⅰ型)和低氧血症伴高碳酸血症型呼衰(Ⅱ型)。

基本病理生理改变为缺氧、二氧化碳潴留和呼吸性酸中毒,脑细胞渗透性发生改变,出现脑水肿。

【护理评估】

(一) 健康史

询问有无引起呼吸衰竭原发疾病及诱发原因。

(二) 身体状况

除原发病的症状外,主要表现为呼吸系统症状及低氧血症和高碳酸血症症状。

1. 呼吸系统表现　周围性呼吸衰竭表现为呼吸频率加快、鼻翼扇动、三凹征等;中枢性呼吸衰竭主要表现为呼吸节律紊乱如潮式呼吸、叹息样呼吸及下颌呼吸等,甚至发生呼吸暂停。

2. 低氧血症

(1)发绀:是缺氧的主要症状之一。以唇、口周、甲床等处为明显。但严重贫血,血红蛋白低于50g/L时可不出现发绀。

(2)循环系统症状:急性缺氧早期有血压上升、心率增快及心排血量增加。以后则因严重缺氧致心率减慢、心律不齐、心排血量减少,重者出现休克等。

(3)神经精神症状:早期有烦躁、易激动、视力模糊,继则神志淡漠、嗜睡、意识障碍,严重者可有颅内压增高、脑疝等的表现。

(4)消化系统症状:消化道出血是呼衰的严重并发症,常与脑病、休克并存。肝脏严重缺氧时可发生肝小叶中心坏死、转氨酶升高,致肝功能改变等。

(5)肾功能障碍:尿中可出现蛋白,红、白细胞及管型,少尿或无尿,甚至肾衰竭。

(6)其他:有细胞代谢及电解质紊乱如酸中毒及高钾血症等。

3. 高碳酸血症　开始出现烦躁不安、出汗、意识模糊、皮肤潮红,严重时出现惊厥、昏迷、视乳头水肿、呼吸性酸中毒等。

(三) 辅助检查

1. 血气分析　为主要确诊依据。呼吸衰竭早期或轻症:$PaO_2 \leqslant 50mmHg(6.65kPa)$,$PaCO_2$正常(Ⅰ型呼衰,即低氧血症型呼衰);晚期及重症:$PaO_2 \leqslant 50mmHg$,$PaCO_2 \geqslant 50mmHg$(Ⅱ型呼衰,即低氧血症并高碳酸血症型呼衰)。在海平面、休息状态、呼吸室内空气的情况下,$PaO_2 < 60mmHg(8kPa)$,$PaCO_2 > 45mmHg(6kPa)$,$SaO_2 < 0.91$,为呼吸功能不全;$PaO_2 \leqslant$

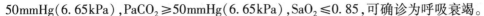

50mmHg(6.65kPa)，$PaCO_2 \geq$ 50mmHg(6.65kPa)，$SaO_2 \leq$ 0.85，可确诊为呼吸衰竭。

2. 根据可能的病因做相应的检查，如胸部 X 光片，头颅 CT 等。

（四）治疗要点

基本原则是治疗原发病及防治感染；合理用氧，改善呼吸功能；纠正酸碱失衡及电解质紊乱，维持心、肺、脑、肾功能，及时进行辅助呼吸。

【常见护理诊断/问题】

1. 气体交换受损 与肺换气功能障碍有关。

2. 清理呼吸道无效 与呼吸功能受损、呼吸道分泌物黏稠、积聚有关。

3. 恐惧 与病情危重有关。

【护理措施】

（一）改善呼吸功能，维持有效呼吸

1. 休息 立即置患儿于半卧位或坐位休息，密切观察患儿生命体征及血气分析，注意患儿皮肤颜色、末梢循环、肢体温度变化，发现异常及时报告医生。

2. 合理用氧 以湿化吸入氧气为佳，一般采用鼻导管、头罩或面罩等给氧。通常氧流量为 1～2L/min，浓度 25%～30%。严重缺氧、紧急抢救需要时，可用纯氧，但持续时间以不超过 4～6 小时为宜。氧疗期应定期作血气分析进行监护，一般要求 PaO_2 保持在 65～85mmHg(8.67～11.33kPa)为宜。

3. 必要时遵医嘱给予呼吸中枢兴奋药如尼可刹米、洛贝林等。

4. 应用人工辅助呼吸

（1）应用指征：①患儿经上述各种护理无效，神经精神症状加重，甚至神志模糊、昏迷等；②虽经吸入高浓度氧，PaO_2 仍低于 60mmHg(8kPa)者；③急性 CO_2 潴留；④呼吸过慢（仅为正常的 1/2）、频繁呼吸暂停或暂停达 10 秒以上者；⑤呼吸骤停或即将停止。

（2）使用注意事项

1）为便于进行机械通气，应先行气管插管。当呼吸道有大量黏稠分泌物，经气管插管后清除不满意者，可考虑气管切开，但小婴儿气管切开并发症较多，应尽量少采用。

2）专人监护，根据患儿血气分析结果调整各项参数，经常检查各项参数是否与要求一致，同时做好记录；注意观察患儿的胸廓起伏、神态、面色、周围循环等，防止通气不足或通气过度，随时观察有无堵管或脱管的发生。

3）防止继发感染，每天消毒呼吸机管道，室内用紫外线灯照射每日 1～2 次，每次 30 分钟。每天更换湿化器滤过纸和消毒加温湿化器，雾化液要新鲜配制，以防污染。

4）做好撤离呼吸机前的准备，长期使用呼吸机，易产生对呼吸机的依赖，要做好解释工作，帮助患儿进行自主呼吸锻炼，即逐渐减少强制呼吸的次数或逐渐减少压力的水平，或每日停用呼吸机数次，并逐渐延长停机时间，若脱离呼吸机 2～3 小时患儿无异常，则可考虑撤离呼吸机。在撤离前要备好吸氧装置、吸痰设备、解痉药品及再插管物品，停用呼吸机后密切观察患儿呼吸、循环等生命体征以防发生意外。

5）按医嘱及时应用抗生素，预防继发感染。

（二）保持呼吸道通畅

1. 协助排痰 鼓励清醒患儿用力咳嗽，对咳嗽无力的患儿每 2 小时翻身 1 次，轻拍背部并鼓励患儿咳嗽，使痰液排出。

2. 吸痰 咳嗽无力、昏迷、气管插管或气管切开的患儿，及时吸痰，吸痰前充分给氧。

吸痰时动作轻柔、负压不宜过大,时间不宜过长,以免损伤气道黏膜和继发感染。

3. 湿化或雾化 可用加温湿化器,也可用超声雾化器湿化呼吸道,有利于通气和排痰。气管插管或气管切开者吸痰前向气道滴入 3～5ml 的生理盐水湿化气道。

4. 按医嘱使用支气管扩张剂等缓解支气管痉挛和气道黏膜水肿。

(三)健康指导

指导家长为患儿翻身、拍背,协助患儿的日常生活护理。耐心地向患儿及家长介绍病情及并发症的防止方法,指导预防和治疗原发病。

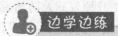

边学边练

实践10 危重症患儿的护理

(付 雨)

思考题

1. 患儿,1 岁半。半天来发热、流涕、咳嗽,半小时前突然抽搐一次。半年前曾有类似发作史。查体:神清,一般情况好,体温 39℃,咽红,呼吸音稍粗,神经系统检查(−),来院急诊。

问题:

(1)该患儿抽搐的原因是什么?

(2)该患儿的护理诊断/问题有哪些?

(3)对该患儿如何进行急救护理?

2. 患儿,8 个月,因发热、咳嗽 3 天,呼吸困难半天入院。查体:T 39℃,P 150 次/分,R 60 次/分。口唇发绀,呼吸节律不整,点头呼吸,双肺可闻及较多湿啰音。血气分析:PaO_2 45mmHg,$PaCO_2$ 40mmHg。

问题:

(1)首优护理诊断是什么?

(2)如何对该患儿进行急救护理?

实 践 指 导

实践1 儿童体格测量

【实践目的】

1. 熟练掌握不同年龄儿童体重、身高(长)、坐高、头围、胸围的测量方法。

2. 学会通过测量来评估儿童的营养和发育情况。

3. 培养关爱儿童的基本素质。

4. 认真操作,培养良好的团结协作精神。

【实践前准备】

1. 护生准备 按护士标准洗手,穿戴整齐;提前预习相关理论知识,评估被测儿童的年龄及身心状况;操作时动作轻柔、准确、富有爱心。

2. 儿童准备 抽出不同年龄阶段儿童数名,男、女比例接近。向儿童讲明测量的目的,取得更好的配合。

3. 用物准备 盘式婴儿磅秤、坐式杠杆秤、站式杠杆秤、标准量床、身高计、坐高计、软尺、清洁布、记录表格等。

4. 环境 保持室内适宜的温度和湿度;在儿童体格测量时注意保暖,避免过于暴露。

【实践过程与方法】

1. 选择当地中等及以上规模的幼儿园,按要求抽出数名儿童;若无条件到幼儿园进行测量时,可在护理模拟示教室或医院儿童保健室进行。

2. 主讲教师讲解本次实践课的目的、要求、注意事项。

3. 每6~10名护生一组,每组1名带教老师;每组由带教老师集中讲解并演示测量儿童体重、身高(长)、坐高、头围、胸围等的测量方法,然后指导学生测量。

4. 操作步骤

(1) 体重测量法

1) 婴儿测量法:把清洁布铺在婴儿磅秤上,调节指针到零点;脱去婴儿衣服及尿布,将婴儿轻放于秤盘上,观察重量,准确读数至10g;天气寒冷时、体温偏低婴儿、病重婴儿,可先秤出婴儿的衣服、尿布、毛毯的重量,然后给婴儿穿衣、垫好尿布、包好毛毯再测量,所测体重减去衣物重量即得婴儿实际体重。

2) 儿童测量法:幼儿以上可用坐式或成人磅秤测量,测量者待儿童坐稳或站稳后,观察重量并记录。1~3岁坐位测量,准确读数至50g;3岁以上站立于站板中央,两手自然下垂测量,准确读数至100g;称前必须校正秤,称量时儿童不要接触其他物体或摇动。不合作者或

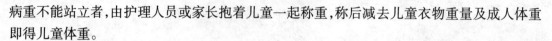

病重不能站立者,由护理人员或家长抱着儿童一起称重,称后减去儿童衣物重量及成人体重即得儿童体重。

(2) 身长(高)测量法

1) 3岁以下儿童:脱去帽子和鞋袜,仰卧于铺有清洁布的测量板上;助手将婴幼儿头扶正,面向上,头顶轻贴测量板的顶端;测量人员一手按住婴幼儿双膝使双下肢伸直,一手推动滑板贴于足底,读出身长记录至0.1cm。

2) 3岁以上儿童:脱去鞋、帽,站在立位测量器或有身高测量杆的磅秤上,取立正姿势,双眼平视正前方,头部保持正直位置,两臂自然下垂,足跟靠拢,足尖分开约60°,足跟、臀部、两肩胛、枕骨粗隆需同时紧贴测量杆;推板轻轻推至头顶,推板与测量杆呈90°,精确读数至0.1cm。

(3) 坐高测量法

1) 3岁以下儿童:用标准测量床测量,取卧位测量顶臀长,即为坐高,精确读数至0.1cm。

2) 3岁以上儿童:用坐高计测量坐高。儿童坐于坐高计上;身体先向前倾使骶部紧靠立柱;挺身坐直,大腿靠拢紧贴凳面与躯干成直角,膝关节屈曲成直角,两脚平放;移下头顶板与头顶接触,精确读数至0.1cm。

(4) 头围测量法

1) 协助儿童取立位或坐位。

2) 测量者位于儿童右侧或前方。

3) 用左手拇指将软尺"0"点固定于儿童头部右侧眉弓上缘,中、示指固定软尺与枕骨粗隆,手掌稳定儿童头部;右手使软尺紧贴头皮绕枕骨结节最高点、左侧眉弓上缘,回到"0"点;精确读数至0.1cm。

(5) 胸围测量法

1) 测量时3岁以下儿童取仰卧位,3岁以上儿童可取立位,双手平放于躯干两侧或下垂。

2) 测量者位于儿童右侧或前方。

3) 测量者左手将软尺"0"点固定于一侧乳头下缘(如乳腺已发育的女孩,以胸骨中线第4肋间高度为固定点)。

4) 右手将软尺紧贴皮肤,经背部两肩胛下角下缘回到"0"点;精确读数至0.1cm;测量呼气和吸气时的胸围,取其平均值,即为该儿童的胸围。

(6) 上臂围测量法

1) 儿童取立位、坐位或仰卧位,两手自然平放或下垂。

2) 将软尺"0"点固定于儿童肩峰与尺骨鹰嘴连线中点。

3) 沿该点的水平紧贴皮肤绕上臂一周,回至"0"点,精确读数至0.1cm。

5. 注意事项

(1) 称量体重应注意安全性和准确性。在晨起空腹排尿后或进食后2小时称量为佳,只穿内衣裤,衣服不能脱去时需除去衣服的重量,以获得准确测量值;每次测量应在同一磅秤、同一时间进行;所测数值与前次差异较大时,应重新测量核对,若婴儿体重降低过多应及时报告医生;检查室需光线充足、安静,保持适宜温、湿度。

(2) 婴幼儿在测量身长和坐高时易动,推动滑板时动作需轻快,并准确读数。

(3) 头围测量时注意:固定儿童头部,不要让儿童头部摆动;头发过多或梳辫子者需先将头发在软尺经过处向上、下分开,让软尺紧贴头皮;软尺绕头一周时,不能过紧,更不能松弛,也不要打折。

(4) 胸围测量时注意:避免儿童耸肩、低头、挺胸、驼背等不良姿势;软尺需紧贴胸围皮肤;取平静呼吸的中间读数。

(5) 上臂围测量时注意:找准部位,测量时软尺需紧贴皮肤。

6. 以小组为单位分组操作,每组给 6~10 名儿童进行测量,组长负责协调皮尺、体重计等用具的有序、合理使用,负责安排小组每位同学的具体任务,同时记录测量结果,带教老师及时指导及纠正。

【实践小结】

1. 各组汇报测量结果并初步评价本组被测儿童的发育状况。

2. 带教老师将各组测量结果汇总,按不同年龄、不同性别分组统计,算出各组平均值。

3. 主讲教师将各组平均值,与理论上同性别、同年龄的正常标准比较,作出评价;矫正本次实践操作中学生存在的共性问题,小结;布置学生书写实践报告。

实践 2　儿科常用护理技术操作

一、臀红护理法

【实践目的】

熟练掌握臀红患儿的护理方法。具有认真工作的态度,培养关爱患儿的基本素质。学会对患儿及家长进行有效的健康指导。

【实践前准备】

1. 医院儿科病区

(1) 用物:同第三章第四节儿科常用护理技术。

(2) 患儿:联系好当地医院的住院患儿,向患儿及家长说明进行护理操作的目的,取得配合。

(3) 环境:关上窗户,保持室内适宜的温度和湿度。

(4) 学生:要求服装、鞋帽整洁,态度和蔼可亲,语言温和恰当;操作时动作轻柔、准确。

2. 护理实训室

(1) 准备模拟婴儿教具。

(2) 准备多媒体演示光盘或录像带,调试好播放设备。

(3) 模拟操作的用物同前。

【过程与方法】

1. 医院儿科病区

(1) 由带教老师集中讲解和演示臀红护理的操作方法及注意事项。(详见第三章第四

节）

（2）学生以小组为单位，选一名学生代表，进行操作，其他学生观摩，并对操作步骤进行评议。

2. 护理实训室　先为学生提供多媒体演示"儿科常用护理技术——臀红护理法"，再对示教病例进行模拟操作。

【实践小结】

1. 带教老师对本次实践课进行汇总及小结。

2. 布置作业

（1）臀红如何分度？怎样选择不同程度适用的药膏？

（2）写出本项操作的操作流程和本次实践课后的体会。

二、约束法

【实践目的】

在实践中具有认真工作的态度，培养同情和关爱患儿的基本素质。熟练掌握约束法的操作技能和注意事项。

【实践前准备】

1. 用物　同第三章第四节儿科常用护理技术。

2. 患儿　模拟婴儿教具。

3. 多媒体　准备多媒体演示光盘或录像带，调试好播放设备。

4. 学生　按护士素质要求做好准备，操作时动作轻柔、准确、富有爱心。

【过程与方法】

1. 在示教室为学生提供多媒体演示"儿科常用护理技术——约束法"。

2. 由带教老师在护理示教室集中讲解并模拟演示全身约束法、手或足约束法、砂袋约束法的操作方法。（详见第三章第四节）

3. 学生以小组为单位，每6～8人一组，轮流模拟操作。

【实践小结】

1. 带教老师在各组随机抽一名同学演示操作，并及时反馈矫正，对本次实践课进行总结。

2. 布置学生写出本项操作的操作流程和本次的实践体会。

三、温箱使用法

【实践目的】

在实践中具有认真工作的态度，培养同情和关爱患儿的基本素质。学会温箱的操作，掌握操作过程中的注意事项。

【实践前准备】

1. 温箱　调节温箱温度，铺好箱内婴儿床。

2. 环境　调节室温高于23℃，以减少辐射热的损失。

3. 多媒体　准备多媒体演示光盘或录像带，调试好播放设备。

4. 学生　了解患儿病情资料,查看暖箱的情况。操作前衣帽整洁、洗手。

【过程与方法】

1. 医院儿科病区

(1) 由带教老师集中讲解和演示温箱使用的操作方法及注意事项。

(2) 学生以小组为单位,选一名学生代表进行暖箱操作,其他学生观摩,并对操作步骤进行评议。

2. 护理实训室

(1) 为学生提供多媒体演示"儿科常用护理技术——温箱使用法"。

(2) 若实验室有暖箱设备,可分组进行暖箱操作。(详见第三章第四节)

【实践小结】

1. 带教老师对本次实践课进行总结。

2. 布置作业

(1) 叙述温箱的适应证和患儿出暖箱的条件。

(2) 写出本项操作的操作流程和本次的实践体会。

四、光照疗法

【实践目的】

在实践中具有认真工作的态度,培养同情和关爱患儿的基本素质。学会蓝光箱的操作,掌握在光照过程中的注意事项。

【实践前准备】

1. 用物　同第三章第四节儿科常用护理技术。

2. 多媒体　准备多媒体演示光盘或录像带,调试好播放设备。

3. 护生　了解患儿病情资料,查看光疗箱的情况,操作前戴墨镜、洗手。

【过程与方法】

1. 医院儿科病区

(1) 由带教老师集中讲解和演示光照疗法的操作方法及注意事项。

(2) 护生以小组为单位,选一名学生代表进行蓝光箱操作,其他学生观摩,并对操作步骤进行评议。

2. 护理实训室

(1) 为学生提供多媒体演示"儿科常用护理技术——光照疗法"。

(2) 若有蓝光箱,可在实验室分组进行蓝光箱操作。(详见第三章第四节)

【实践小结】

1. 带教老师对本次实践课进行总结。

2. 布置作业

(1) 光照疗法易出现哪些副作用?

(2) 写出本项操作的操作流程和本次的实践体会。

实践 3   新生儿疾病的护理

【实践目的】

1. 学会对新生儿常见疾病(如新生儿颅内出血、新生儿黄疸、新生儿肺炎、新生儿败血症、新生儿寒冷损伤综合征等)实施整体护理。

2. 学会对患儿家长进行有效的健康指导。

3. 培养学生与家长良好的沟通能力,在实践中关心、爱护患儿。

【实践前准备】

1. 用物   体温计、听诊器、暖箱、光疗箱、远红外线辐射保暖床、紫外线灯、记录单等。

2. 环境   新生儿室温 22~24℃,湿度 55%~65%,室内干净、整洁,空气新鲜。护理体检时注意保暖,避免过于暴露。

3. 患儿   患病新生儿数名。向家长说明实践目的、意义,取得家长同意并良好配合。

4. 护生   按护士素质要求做好准备;服装、鞋帽整齐,态度和蔼、可亲,言语温和、恰当;操作时动作轻柔、准确,富有爱心。

【过程与方法】

1. 医院新生儿病房见习

(1) 选择上述常见疾病的患儿数名。

(2) 带教老师针对某病患儿集中讲解、分析护理评估,确定常见护理诊断/问题,制订护理措施。同时演示相关的护理操作、设备的使用等。

(3) 学生分成若干组,每组 4~5 人,每组一名患儿,在带教老师指导下,对患儿进行护理评估,重点评估健康史、身体状况、心理-社会状况等,及时记录评估结果,讨论确定患儿的护理诊断/问题,拟定护理措施。

(4) 各组组长汇报见习结果,提出问题,集中讨论解决。

2. 儿科护理实训室   如无条件去医院见习,在实训室进行病例分析。

(1) 分组:分两组,每组选一名组长。

(2) 病例:老师列举病例,提出讨论的问题。

病例一:患儿,女,6 天。一天来出现反应差,吐奶,口吐白沫,呼吸浅表,口周发绀,呼吸不规则,体温 38.3℃。其母患上呼吸道感染。经进一步检查,诊断为新生儿肺炎。请分析:

1) 患儿主要存在哪些护理问题?

2) 患儿目前应采取的护理措施有哪些?

3) 出院时应为其家长提供哪些健康指导?

病例二:患儿,8 天。近 2 日来发现精神不振、嗜睡,而后出现不吃、不哭、不动,黄疸加重。查体发现脐部周围红肿,脐部有渗液,肝肋下 2cm。经进一步检查,诊断为新生儿败血症。请分析:

1) 患儿目前需采取的护理措施有哪些?

2) 如何预防该病?

【实践小结】

1. 带教老师将各组学生见习或病例分析结果汇总、小结。

2. 评价学生见习情况和与患儿及家长的沟通能力,评价学生病例分析时的表现,肯定成绩,指出不足,提出改进措施。

3. 完成实践报告。

医院见习（或病例分析）实践报告

班级		姓名		学号		实践时间	
实践名称			实践方式			指导教师	
患儿姓名		性别		年龄		诊断	
护理评估		主要评估健康史、身体状况及心理-社会状况					
护理诊断/问题							
护理措施							
实践体会							

实践 4   营养障碍性疾病患儿的护理

【实践目的】

培养学生认真负责、关心爱护患儿的态度。通过临床见习或病例讨论,熟练掌握营养障碍性疾病患儿的护理评估、护理诊断/问题和护理措施,能进行有效的健康指导。

【实践前准备】

1. 医院儿科门诊、病区见习准备

（1）患儿:联系好当地医院选择营养障碍性疾病患儿数名,向患儿及家长说明见习的目的,取得配合。

（2）学生:按标准穿戴整齐,态度和蔼、操作认真、富有爱心。

（3）用物:钟表、体温计、听诊器、记录单等用具。

2. 实训室准备

（1）光盘和录像带,调试好播放设备。

（2）营养障碍性疾病典型病例一份及护理计划单。

【过程和方法】

1. 医院儿科门诊、病区见习

（1）带教老师集中讲解营养障碍性疾病患儿的护理评估、护理诊断/护理问题及护理措施,同时演示相关的健康史的采集、身体状况评估、护理措施等。

（2）每6~10名学生分为一组,每组对1名患儿进行护理评估并记录。

（3）各组汇报护理评估结果,带教老师组织学生讨论,拟出护理诊断,制订相应护理措施。

2. 儿科实训室

（1）多媒体演示:组织观看录像《营养障碍性疾病患儿的护理》。

（2）典型病例：男孩，12 个月，因哭闹、多汗、夜惊 1 个月来诊。患儿为混合喂养，经常腹泻，只添加少量辅食。因较消瘦，体质差，户外时间少。目前患儿不能独自站立。体格检查：体温 36.4℃，脉搏 110 次/分，呼吸 30 次/分，表情淡漠，前囟 2cm×1.5cm，有枕秃，可见肋骨串珠，心肺听诊无异常，腹软，肋缘外翻，肝右肋下 2cm，轻度膝外翻。血生化检查：血钙 1.78mmol/L，钙磷乘积 25。腕部 X 线检查：骨骺端增宽，钙化带消失，骨密度降低。

（3）分组讨论：每 6~10 名学生一组进行讨论并专人记录，选一名学生代表小组发言。

（4）讨论问题：

1）该患儿存在哪些健康问题？请作出护理诊断，说出诊断依据并制订护理措施。

2）你应该对该患儿的家长进行哪些健康指导？

【实践小结】

1. 评价学生见习情况和对患者的态度，评价学生参与病例讨论的情况。

2. 带教老师对各组汇报的结果进行汇总和评议，最后小结。

3. 布置作业，填写护理计划表，完成实践报告。

实践 5　消化系统疾病患儿的护理

【实践目的】

通过临床见习或病案讨论熟练掌握腹泻患儿的护理评估、护理诊断及护理措施。学会对腹泻患儿及家长进行有效的健康指导。在实践中培养学生团结协作的精神，培养学生对患儿关心，爱心，耐心，对工作细心，责任心的职业素养。

【实践前准备】

1. 医院儿科病房见习　到见习医院儿科联系好腹泻患儿或患儿家长，并向其解释护理见习的目的，以取得患儿或患儿家长的配合。

2. 学校儿科实训室实践　准备好多媒体演示录像《消化系统疾病患儿的护理》及临床讨论病例。

3. 护生准备　按护士着装及医院的要求做好准备，穿戴整齐，并准备好听诊器，钟表，体温计，血压计等用具。以和蔼、认真的态度与患儿及家长进行有效沟通，操作时态度认真、动作要轻柔、准确，富有爱心。

【过程与方法】

1. 社区卫生服务中心、医院儿科门诊部或住院病房见习

（1）带教老师集中讲解腹泻患儿的护理评估方法、内容及注意事项，同时演示相关的健康史采集、身体状况评估、护理措施、护理操作等。

（2）将全班分为若干组，每 6~10 个学生为 1 个小组，每个组选出 1 名组长负责，分别对 1 名腹泻患儿进行护理评估，组长负责安排每位同学的任务，做好记录。带教老师随时指导，以保证见习合理，有序进行。

（3）组织学生讨论腹泻患儿护理评估要点，让学生自由发言，提出患儿目前存在的护理诊断/问题，制订护理计划，讨论护理措施。

（4）各小组由组长汇报见习讨论结果。

2. 学校或医院儿科实训室实践

（1）多媒体演示：在学校或医院儿科实训室为学生提供多媒体演示《腹泻患儿的护理》

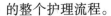

的整个护理流程。

（2）腹泻患儿的病例讨论：全班分成若干组，每组由6～10名学生组成，并选1名学生担任组长负责，分组进行讨论，指定一名学生负责记录，每组讨论完后，由1名学生代表发言汇报小组的讨论情况。

病例：患者男，1岁，因发热、呕吐、腹泻2天，于上午08时30分以"急性感染性腹泻"收住院，接诊护士评估：患者起病两天来，有发热，每天体温波动在38～39℃之间；呕吐，每天4～5次，进食即吐，为胃内容物，无咖啡样物，每次量20～40g；每日大便6～8次，为蛋花汤样便，每次量40～50ml。近1天来，伴尿少。护理体检：体温39℃，脉搏150次/分，呼吸40次/分，体重8kg，神志清醒，精神差，皮肤黏膜干燥，皮肤弹性差，前囟、眼窝凹陷，口唇樱红，双肺检查未见异常，心率150次/分，律齐，未闻及杂音，肝脾未触及，肠鸣音活跃。四肢尚温暖。入院当日门诊检查：血清钠132mmol/L，二氧化碳结合力10mmol/L，大便常规检查未见异常。

讨论问题：

1）根据病例资料，提出患者现存在的护理诊断，并说出诊断依据。

2）根据存在的护理问题，制订相应护理措施。

3）情景演练：根据以上病例资料，进行角色扮演，对腹泻患儿进行健康指导。

【实践小结】

1. 各组组长将见习或病例讨论的结果交给带教老师，由带教老师汇总，小结。

2. 对学生的见习情况进行评价，参与病例的讨论并给予评价。

3. 布置作业，完成实践报告。

实践6　呼吸系统疾病患儿的护理

【实践目的】

通过临床见习或病例分析，学会对呼吸系统常见疾病（如急性上呼吸道感染、急性喉炎、急性支气管炎、肺炎等）实施整体护理，学会对患儿家长进行有效的健康指导。培养学生与患儿家长良好的沟通能力，在实践中关心、爱护患儿。

【实践前准备】

1. 用物　体温计、听诊器、压舌板、手电筒、阅片灯、患儿病历资料、记录单等。

2. 环境　儿内科病室温度18～22℃，湿度55%～65%，室内干净、整洁，空气新鲜。护理体检时注意保暖，避免过于暴露。

3. 患儿　患有呼吸系统疾病（如急性支气管炎、急性感染性喉炎、肺炎等）患儿数名。向家长说明实践的目的、意义，取得家长的同意并能积极配合。

4. 护生　按护士素质要求做好准备；服装、鞋帽整齐，态度和蔼、可亲，言语温和、恰当；操作时动作轻柔、准确，富有爱心。

【过程与方法】

1. 医院儿内科病房见习

（1）选择上述常见疾病的患儿数名。

（2）带教老师针对某一病种患儿集中讲解、分析护理评估，确定常见护理诊断/问题，制订护理措施。同时演示相关的健康史采集、身体状况评估、护理操作等。

（3）学生分成若干组，每组 4 ~ 5 人，每组一名患儿，在带教老师指导下，对患儿进行护理评估，重点评估健康史、身体状况、心理-社会状况等，及时记录评估结果，讨论确定患儿的护理诊断/问题，拟定护理措施。

（4）各组组长汇报见习结果，提出问题，集中讨论解决。

2. 儿科护理实训室　如无条件去医院见习，在实训室进行病例分析。

（1）分组：分两组，每组选一名组长。

（2）病例：老师列举病例，提出讨论的问题。

病例一：患儿，女，1 岁 2 个月。主因发热 5 天、咳嗽 3 天入院。入院前 5 天来不规则发热，体温 37.8 ~ 39℃，阵发性咳嗽，稍喘息，烦躁哭闹。其母认为因其看护不当所致。查体：患儿双肺呼吸音粗，闻及痰鸣音、喘鸣音及不固定的湿啰音。诊断为急性支气管炎。请分析：

1）患儿目前出现的主要护理问题有哪些？

2）针对该患儿主要应采取哪些护理措施？

3）出院时应为其家长提供怎样的健康指导？

病例二：患儿，男，5 个月。因发热、咳嗽 3 天，喘憋 2 天入院。体温 38℃，烦躁不安、面色灰白，呼吸 64 次/分，双肺闻及广泛的中小水泡音，心率 190 次/分，心音低钝，肝肋下 3.5cm，四肢末端凉。胸片示肺纹理增粗，双肺可见点片状阴影。临床诊断为支气管肺炎合并心衰。请分析：

1）患儿现存的主要护理诊断有哪些？

2）如何对该患儿实施有效的护理措施？

3）该病的健康指导有哪些？

【实践小结】

1. 带教老师将各组学生见习或病例分析结果汇总、小结。

2. 评价学生见习情况和与患儿及家长的沟通能力，评价学生病例分析时的表现，肯定成绩，指出不足，提出改进措施。

3. 完成实践报告。

实践 7　循环系统疾病患儿的护理

【实践目的】

1. 熟练掌握先心病患儿的护理评估、护理诊断及护理措施。

2. 学会对患儿及家长进行有效地健康指导。

3. 在实践中学习认真负责的态度，培养同情和关爱患儿的基本素质。

【实践前准备】

1. 医院见习　联系当地医院儿科病区，选择先天性心脏病患儿，并向患儿及其家长说明情况，取得配合。

2. 儿科实训室见习　准备典型病例个案及录像资料。

3. 护生　提前预习相关理论知识，见习时按护士标准穿戴整齐，调整情绪，态度和蔼、谦虚、谨慎、认真，富有爱心。

【过程与方法】

1. 医院见习

（1）带教老师集中介绍住院患儿情况,讲解演示循环系统疾病患儿的护理评估、护理措施及相应的操作。

（2）每6～10人一组,选择1名患儿进行护理评估和制订护理计划,组长负责安排每位同学的具体任务,做好记录。带教老师随时指导及矫正。

（3）组织学生讨论先天性心脏病患儿的护理要点,鼓励学生提出问题和讨论解决问题。

2. 儿科实训室见习

（1）组织观看录像《先天性心脏病患儿的护理》或病例讨论。

病例:晓晓,5岁,自幼青紫,生长发育明显落后于同龄儿,有杵状指,喜蹲踞,15分钟前突然发生晕厥来院就诊。

（2）以小组为单位进行讨论,组长负责安排专人记录,并选一名学生代表发言,汇报本组的讨论情况。

讨论:

1）该患儿患有何病? 目前出现什么状况?

2）患儿首要的护理措施有哪些?

3）为患儿家长进行哪些健康指导?

【实践小结】

1. 带教老师对本次实训课进行汇总和小结。

2. 评价学生医院见习情况及对患儿及家长的态度,评价学生参与讨论的积极性和态度。

3. 布置作业 写出《先天性心脏病》的护理计划,完成实践报告。

实践8 泌尿系统疾病患儿的护理

【实践目的】

1. 学会急性肾炎、肾病综合征患儿的护理评估内容及方法,并能制订相应的护理计划。

2. 能对患儿及家长进行有效的健康指导。

3. 向带教老师学习认真、严谨的工作态度,增加同情和关爱患儿及家长的爱心体验。

【实践前准备】

1. 医院见习 联系当地医院儿科,选择较典型急性肾炎、肾病综合征患儿,并向患儿及家长说明情况,争取取得配合。

2. 儿科实训室见习 准备典型病例个案及录像资料。

3. 护生 提前预习相关理论知识,见习时按护士标准穿戴整齐,调整情绪,态度和蔼、谦虚、谨慎、认真、富有爱心。

【过程与方法】

1. 医院见习

（1）带教老师集中介绍住院患儿的概况,讲解演示泌尿系统疾病患儿的护理评估、护理措施及相应的操作。

（2）每6～10人一组,选择1名患儿进行护理评估和制订护理计划,组长负责安排每位同学的具体任务,做好记录,带教老师及时指导及纠正。

（3）各组汇报实习结果,组织学生讨论泌尿系统疾病患儿的护理要点,鼓励学生提出问题、讨论问题和解决问题。

2. 儿科实训室见习

（1）播放泌尿系统常见疾病的护理录像或展开讨论病例。

病案:患儿,男,7 岁 3 个月。3 天前眼睑水肿,渐及全身,同时尿少,排茶色尿,入院前 12 小时未排尿,水肿明显加重,8 小时前开始咳嗽、气促、烦躁而入院。病后无抽搐、呕吐,3 周前曾患皮肤脓疱病。体检:T 37℃,P 140 次/分,R 50 次/分,BP 19/13kPa,体重 25kg,发育正常,烦躁不安,面色苍白,眼面水肿,咽(-),HR 140 次/分,律整,无杂音,双肺呼吸音粗,未闻啰音,腹胀,腹壁水肿,肝肋下 4cm,压痛,脾(-),双下肢非凹陷性水肿。实验室检查:蛋白(++),RBC(+++),WBC(+),颗粒管型(+)。

问题:

1）该患儿出现了什么并发症?

2）该患儿主要的护理问题有哪些?

3）如何对该患儿进行护理?

（2）分组讨论,每 6~10 人一组,组长负责安排记录和代表发言,老师观察各组学生讨论的态度和语言表达的准确性。

【实践小结】

1. 带教老师将各组汇报的结果及学生提出的共性问题进行汇总和解析,最后小结。

2. 评价学生见习情况和对患者的态度,评价学生参与病例讨论的情况。

3. 布置作业　填写一份护理计划,完成实践报告。

实践 9　血液系统疾病患儿的护理

【实践目的】

1. 熟练掌握贫血患儿的护理评估、护理诊断及护理措施。

2. 学会对患儿及家长进行有效地健康指导。

3. 在实践中学习认真负责的态度,培养同情和关爱患儿的基本素质。

【实践前准备】

1. 医院见习　联系当地医院儿科病区,选择营养性缺铁性贫血、营养性巨幼红细胞性贫血患儿数名,并向患儿及其家长说明情况,取得配合。

2. 儿科实训室见习　准备典型病例个案及录像资料。

3. 护生　提前预习相关理论知识,见习时按护士标准穿戴整齐,调整情绪,态度和蔼、谦虚、谨慎、认真,富有爱心。

【过程与方法】

1. 医院见习

（1）带教老师集中介绍住院患儿情况,讲解并演示血液系统疾病患儿的护理评估、护理措施及相应的操作。

（2）每 6~10 人一组,选择 1 名患儿进行护理评估和制订护理计划,组长负责安排每位同学的具体任务,做好记录。带教老师随时指导及矫正。

（3）组织学生讨论营养性缺铁性贫血、营养性巨幼红细胞性贫血患儿的护理要点,鼓励学生提出问题和讨论解决问题。

2. 儿科实训室见习

（1）组织观看录像《营养性缺铁性贫血的护理》或病例讨论。

病例：患儿，8个月，因"食欲缺乏，面色苍白1个月"就诊，门诊以"营养性缺铁性贫血"收住院。评估发现患儿系早产儿，生后一直牛乳喂养，未添加辅食。入院查体：T 37.1℃，P 114次/分，R 24次/分，体重7.2kg。面色、睑结膜、口唇、甲床均苍白，心肺听诊未闻及异常，全腹平软，肝右肋下3mm，脾左肋下1mm，质软。血常规：血红蛋白60g/L，红细胞2.5×10^{12}/L，白细胞10.5×10^9/L，中性粒细胞34%，淋巴细胞65%。外周血涂片：红细胞大小不等，以小细胞为主，中央淡染区扩大。

（2）以小组为单位进行讨论，组长负责安排专人记录，并选1名学生代表发言，汇报本组讨论情况。

讨论：

1）该患儿有哪些健康问题？提出护理诊断并说出诊断依据。

2）为患儿家长进行哪些健康指导？

【实践小结】

1. 带教老师对本次实训课进行汇总和小结。

2. 评价学生医院见习情况及对患儿及家长的态度，评价学生参与讨论的积极性和态度。

3. 布置作业写出　制订护理计划，完成实践报告。

实践10　危重症患儿的护理

【实践目的】

1. 学会急危重症患儿的护理评估内容及方法，并能制订相应的护理计划。

2. 学会对患儿家长进行有效的急救指导。

3. 具有认真、严谨的工作态度，增加同情和关爱患儿及家长的爱心体验。

【实践前准备】

1. 医院见习　联系当地医院儿科重症监护室，选择较典型患儿，并向患儿及家长说明情况，争取得到配合。

2. 儿科实训室见习　准备婴儿复苏模型、典型病例个案及录像资料。

3. 护生　提前预习相关理论知识，见习时按护士标准穿戴整齐，调整情绪，态度和蔼、谦虚、谨慎、认真、富有爱心。

【过程与方法】

1. 医院见习

（1）带教老师集中介绍住院患儿的概况，讲解并演示危重症患儿的护理评估、护理措施及相应的操作。

（2）每6~10人一组，选择1名患儿进行护理评估和制订护理计划，组长负责安排每位同学的具体任务，做好记录，带教老师及时指导及纠正。

（3）各组汇报实习结果，组织学生讨论危重症患儿的护理要点，鼓励学生提出问题、讨论问题和解决问题。

2. 儿科实训室见习

（1）教师演示儿童心肺复苏术（详见十四章第一节）过程并强调注意事项。学生分组，运用心肺复苏模型反复练习心肺复苏术，教师给予指导。

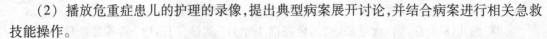

（2）播放危重症患儿的护理的录像，提出典型病案展开讨论，并结合病案进行相关急救技能操作。

患儿，男，3 岁，因"发热 2 天，抽搐 1 次"入院。查体：T 38.5℃，P 108 次/分，R 29 次/分，神志清楚，呼吸规则，咽红，双肺呼吸音粗。血常规：WBC 19.28×10⁹/L，L 20.7%，N 69.8%。门诊以"热性惊厥"收入院。

问题：

1）如何对该患儿进行护理评估？

2）目前患儿主要存在哪些护理问题？

3）入院后应为患儿和家长提供哪些健康指导？

（3）分组讨论，每 6～10 人一组，组长负责安排记录和代表发言，组织学生讨论泌尿系统疾病患儿的护理要点，鼓励学生提出问题和讨论解决问题。老师观察各组学生讨论的态度和语言表达的准确性，并指导操作要领。

【实践小结】

1. 带教老师将各组汇报的结果及学生提出的共性问题进行汇总和解析，最后小结。

2. 评价学生见习情况和对患者的态度，评价学生参与病例讨论的情况。

3. 布置作业　完成一份护理计划。

教 学 大 纲

一、课程性质

儿童护理是中等卫生职业教育助产、护理专业一门重要的专业核心课程。本课程的主要内容包括儿童生长发育、住院患儿的护理及患病儿童的护理等。本课程的主要任务是体现对"人"的整体护理观,树立"以人的健康为中心"的现代护理理念,掌握专业知识与技能,培养良好的职业素质,能运用现代护理理论和技术对健康及患病儿童进行整体护理,能对个体、家庭及社区进行保健指导与健康教育。本课程的先修课程包括基础护理、产科学基础、母婴护理等。同步和后续课程包括助产技术、成人护理、母婴保健等。

二、课程目标

(一)职业素养目标

1. 具有良好的职业道德和伦理观念,自觉尊重服务对象,保护其隐私。

2. 具有良好的法律意识,自觉遵守医疗相关法律法规。

3. 具有医护安全、团队合作的职业意识。

4. 具有健康的心理和认真负责的职业态度,能给服务对象以人文关怀。

(二)专业知识和技能目标

1. 掌握儿童体格发育常用指标及测量。

2. 熟悉儿童给药方法及液体疗法。

3. 掌握儿童常见疾病的护理评估、常见护理诊断/问题、护理措施。

4. 了解儿童常见疾病的护理目标及护理评价。

5. 熟悉儿科常见危重症患儿的护理评估、常见护理诊断/问题、护理措施。

6. 学会对患病儿童实施整体护理。

7. 学会对儿童常见病的病情变化和治疗反应的观察和分析。

8. 熟练掌握儿科常用护理技术操作。

9. 学会向个体、家庭和社区提供儿童保健服务和健康教育。

三、学时安排

教学内容	学时		
	理论	实践	合计
一、绪论	2	0	2
二、儿童生长发育	2	2	4
三、住院儿童的护理	3	2	5
四、新生儿疾病的护理	5	1	6
五、营养障碍性疾病患儿的护理	3	1	4
六、消化系统疾病患儿的护理	3	2	5
七、呼吸系统疾病患儿的护理	3	2	5
八、循环系统疾病患儿的护理	3	1	4
九、泌尿系统疾病患儿的护理	3	1	4
十、血液系统疾病患儿的护理	3	1	4
十一、神经系统疾病患儿的护理	2	0	2
十二、免疫系统疾病患儿的护理	1	0	1
十三、感染性疾病患儿的护理	4	0	4
十四、危重症患儿的护理	3	1	4
机动	3	3	6
合计	40+3	14+3	54+6

四、课程内容和要求

单元	教学内容	教学要求	教学活动参考	参考学时	
				理论	实践
一、绪论	（一）儿童护理的任务和范围 （二）儿童护理的特点 （三）儿科护士的角色和素质要求 （四）儿童年龄分期及各期特点	熟悉 了解 了解 掌握	理论讲授 多媒体演示	2	
二、儿童生长发育	（一）生长发育的规律及影响因素 （二）儿童体格发育及评价 1. 体格发育常用指标 2. 骨骼和牙齿的发育 3. 体格发育的评价 （三）感觉、运动功能和语言的发育 1. 感、知觉的发育 2. 运动功能的发育 3. 语言的发育	掌握 掌握 掌握 了解 熟悉	理论讲授 多媒体演示 案例教学 情境教学	2	
	实践1　儿童体格测量方法	熟练掌握	示教 技能实践		2

单元	教学内容	教学要求	教学活动参考	参考学时	
				理论	实践
三、住院儿童的护理	（一）儿童医疗机构的设置及护理管理		理论讲授 多媒体演示 情境教学 教学录像 教学见习	3	
	1. 儿童门诊的设置及护理管理	了解			
	2. 儿童急诊的设置及护理管理	了解			
	3. 儿童病房的设置及护理管理	了解			
	（二）儿童用药护理				
	1. 儿童药物的选择	了解			
	2. 儿童药物剂量的计算	了解			
	3. 儿童给药方法	熟悉			
	（三）儿童体液平衡特点及液体疗法				
	1. 儿童体液平衡的特点	了解			
	2. 常用液体种类、成分及配制	熟悉			
	3. 液体疗法	熟悉			
	（四）儿科常用护理技术				
	1. 儿童床使用法	熟悉			
	2. 臀红护理法	掌握			
	3. 约束法	掌握			
	4. 温箱使用法	掌握			
	5. 光照疗法	掌握			
	实践2　儿科常用护理技术操作	熟练掌握	教学录像 演示教学 技能实践		2
四、新生儿疾病的护理	（一）新生儿缺氧缺血性脑病		理论讲授 多媒体演示 案例教学 情境教学 教学录像 讨论	5	
	（二）新生儿颅内出血				
	（三）新生儿黄疸				
	（四）新生儿肺炎				
	（五）新生儿败血症				
	（六）新生儿寒冷损伤综合征				
	（七）新生儿脐炎				
	（八）新生儿低血糖				
	（九）新生儿低血钙症				
	1. 护理评估	掌握			
	2. 常见护理诊断/问题	掌握			
	3. 护理措施	掌握			
	实践3　新生儿疾病的护理	学会	教学录像 案例分析 见习		1
五、营养障碍性疾病患儿的护理	（一）蛋白质-能量营养不良		理论讲授 多媒体演示 案例教学 情境教学 角色扮演 讨论	3	
	1. 护理评估	掌握			
	2. 常见护理诊断/问题	掌握			
	3. 护理目标	了解			
	4. 护理措施	掌握			
	5. 护理评价	了解			

单元	教学内容	教学要求	教学活动参考	参考学时	
				理论	实践
	（二）维生素 D 缺乏性佝偻病				
	1. 概述	熟悉			
	2. 护理评估	掌握			
	3. 常见护理诊断/问题	掌握			
	4. 护理目标	了解			
	5. 护理措施	掌握			
	6. 护理评价	了解			
	（三）维生素 D 缺乏性手足搐搦症				
	1. 护理评估	掌握			
	2. 常见护理诊断/问题	掌握			
	3. 护理措施	掌握			
	实践4　营养障碍性疾病患儿的护理	学会	案例分析见习		1
六、消化系统疾病患儿的护理	（一）儿童消化系统解剖、生理特点	了解	理论讲授多媒体演示案例教学情境教学角色扮演讨论	3	
	（二）口炎				
	1. 护理评估	熟悉			
	2. 常见护理诊断/问题	熟悉			
	3. 护理措施	熟悉			
	（三）腹泻病				
	1. 概述	熟悉			
	2. 护理评估	掌握			
	3. 常见护理诊断/问题	掌握			
	4. 护理目标	了解			
	5. 护理措施	掌握			
	6. 护理评价	了解			
	实践5　消化系统疾病患儿的护理	学会	案例教学讨论见习		2
七、呼吸系统疾病患儿的护理	（一）儿童呼吸系统解剖、生理特点	了解	理论讲授多媒体演示案例教学情境教学角色扮演讨论	3	
	1. 解剖特点				
	2. 生理特点				
	3. 免疫特点				
	（二）急性上呼吸道感染				
	1. 护理评估	掌握			
	2. 常见护理诊断/问题	掌握			
	3. 护理措施	掌握			
	（三）急性感染性喉炎				
	1. 护理评估	掌握			
	2. 常见护理诊断/问题	掌握			
	3. 护理措施	掌握			

单元	教学内容	教学要求	教学活动参考	参考学时	
				理论	实践
	（四）急性支气管炎				
	1. 护理评估	熟悉			
	2. 常见护理诊断/问题	熟悉			
	3. 护理措施	熟悉			
	（五）肺炎				
	1. 概述	熟悉			
	2. 护理评估	掌握			
	3. 常见护理诊断/问题	掌握			
	4. 护理目标	了解			
	5. 护理措施	掌握			
	6. 护理评价	了解			
	实践6 呼吸系统疾病患儿的护理	学会	案例教学 讨论 见习		2
八、循环系统疾病患儿的护理	（一）儿童循环系统解剖、生理特点		理论讲授 多媒体演示 案例教学 情境教学 角色扮演 讨论	3	
	1. 解剖、生理特点	熟悉			
	2. 胎儿血液循环与出生后的改变	了解			
	（二）先天性心脏病				
	1. 概述	熟悉			
	2. 护理评估	掌握			
	3. 常见护理诊断/问题	掌握			
	4. 护理目标	了解			
	5. 护理措施	掌握			
	6. 护理评价	了解			
	（三）病毒性心肌炎				
	1. 护理评估	熟悉			
	2. 常见护理诊断/问题	熟悉			
	3. 护理措施	熟悉			
	实践7 循环系统疾病患儿的护理	学会	案例分析 见习		1
九、泌尿系统疾病患儿的护理	（一）儿童泌尿系统解剖、生理特点	熟悉	理论讲授 多媒体演示 案例教学 情境教学 角色扮演 讨论	3	
	（二）急性肾小球肾炎				
	1. 护理评估	掌握			
	2. 常见护理诊断/问题	掌握			
	3. 护理目标	了解			
	4. 护理措施	掌握			
	5. 护理评价	了解			
	（三）肾病综合征				
	1. 护理评估	熟悉			
	2. 常见护理诊断/问题	熟悉			
	3. 护理目标	了解			
	4. 护理措施	熟悉			
	5. 护理评价	了解			
	实践8 泌尿系统疾病患儿的护理	学会	案例分析 见习		1

单元	教学内容	教学要求	教学活动参考	参考学时	
				理论	实践
十、血液系统疾病患儿的护理	（一）儿童造血和血液的特点		理论讲授 多媒体演示 案例教学 情境教学 角色扮演 讨论	3	
	1. 造血特点	了解			
	2. 血液特点	了解			
	（二）儿童贫血概述	熟悉			
	1. 贫血的分度				
	2. 贫血的分类				
	（三）营养性缺铁性贫血				
	1. 概述	熟悉			
	2. 护理评估	掌握			
	3. 常见护理诊断/问题	掌握			
	4. 护理目标	了解			
	5. 护理措施	掌握			
	6. 护理评价	了解			
	（四）营养性巨幼细胞性贫血				
	1. 护理评估	熟悉			
	2. 常见护理诊断/问题	熟悉			
	3. 护理措施	熟悉			
	实践9　血液系统疾病患儿的护理	学会	案例分析 见习		1
十一、神经系统疾病患儿的护理	（一）儿童神经系统解剖、生理特点		理论讲授 多媒体演示 案例教学 情境教学 角色扮演 讨论	2	
	1. 脑、脊髓	了解			
	2. 脑脊液	了解			
	3. 神经反射	了解			
	（二）化脓性脑膜炎				
	1. 护理评估	掌握			
	2. 常见护理诊断/问题	掌握			
	3. 护理目标	了解			
	4. 护理措施	掌握			
	5. 护理评价	了解			
	（三）病毒性脑膜炎				
	1. 护理评估	熟悉			
	2. 常见护理诊断/问题	掌握			
	3. 护理措施	掌握			
十二、免疫系统疾病患儿的护理	风湿热		理论讲授 多媒体演示 案例教学 情境教学	1	
	1. 护理评估	熟悉			
	2. 常见护理诊断/问题	熟悉			
	3. 护理措施	熟悉			
十三、感染性疾病患儿的护理	（一）病毒感染（麻疹、水痘、流行性腮腺炎、手足口病）		理论讲授 多媒体演示 案例教学 情境教学 角色扮演	4	
	1. 护理评估	掌握			
	2. 常见护理诊断/问题	掌握			
	3. 护理措施	掌握			

续表

单元	教学内容	教学要求	教学活动参考	参考学时	
				理论	实践
	（二）细菌感染（猩红热、中毒型细菌性痢疾）		讨论		
	1. 护理评估	掌握			
	2. 常见护理诊断/问题	掌握			
	3. 护理措施	掌握			
	（三）结核病（结核性脑膜炎）				
	1. 护理评估	掌握			
	2. 常见护理诊断/问题	掌握			
	3. 护理目标	了解			
	4. 护理措施	掌握			
	5. 护理评价	了解			
十四、危重症患儿的护理	（一）心跳、呼吸骤停		理论讲授 多媒体演示 案例教学 情境教学 角色扮演 讨论	3	
	1. 护理评估	熟悉			
	2. 常见护理诊断/问题	熟悉			
	3. 护理措施	熟悉			
	（二）小儿惊厥				
	1. 护理评估	熟悉			
	2. 常见护理诊断/问题	熟悉			
	3. 护理措施	熟悉			
	（三）急性心力衰竭				
	1. 护理评估	熟悉			
	2. 常见护理诊断/问题	熟悉			
	3. 护理措施	熟悉			
	（四）急性呼吸衰竭				
	1. 护理评估	熟悉			
	2. 常见护理诊断/问题	熟悉			
	3. 护理措施	熟悉			
	实践10　急症患儿的护理	学会	技能操作 录像 案例分析		1

五、　说明

（一）教学安排

本教学大纲主要供中等卫生职业教育助产、护理专业教学使用，第4学期开设，总学时为54学时，其中理论40学时，实践教学14学时。学分为3学分。

（二）教学要求

1. 本课程对理论部分教学要求分为掌握、熟悉、了解3个层次。掌握：指对基本知识、基本理论有较深刻的认识，并能综合、灵活地运用所学的知识解决实际问题。熟悉：指能够领会概念、原理的基本含义，解释护理现象。了解：指对基本知识、基本理论能有一定的认识，能够记忆所学的知识要点。

2. 本课程重点突出以岗位胜任为导向的教学理念,在实践技能方面分为熟练掌握和学会2个层次。熟练掌握:指能独立、规范地解决护理问题,完成护理操作。学会:指在教师的指导下能初步实施护理操作。

（三）教学建议

1. 根据本课程依据助产士、护士岗位的工作任务、职业能力要求,强化理论实践一体化,突出"做中学、做中教"的职业教育特色,根据培养目标、教学内容和学生的学习特点以及职业资格考核要求,提倡项目教学、案例教学、任务教学、角色扮演、情境教学等方法,利用校内外实训基地,将学生的自主学习、合作学习和教师引导教学等教学组织形式有机结合。

2. 教学过程中,可通过测验、观察记录、技能考核和理论考试等多种形式对学生的职业素养、专业知识和技能进行综合考评。应体现评价主体的多元化,评价过程的多元化,评价形式的多元化。评价内容不仅关注学生对知识的理解和技能的掌握,更要关注知识在儿童护理实践中运用与解决实际问题的能力,重视助产、护理专业学生职业素质的形成。

中英文名词对照索引

主要参考文献

1. 崔焱. 儿科护理学. 第 4 版. 北京: 人民卫生出版社, 2006.
2. 崔焱. 儿科护理学. 第 5 版. 北京: 人民卫生出版社, 2012.
3. 范玲. 儿科护理学. 第 2 版. 北京: 人民卫生出版社, 2009.
4. 高凤. 儿科护理. 第 2 版. 北京: 高等教育出版社, 2011.
5. 黄力毅. 儿科护理学. 北京: 人民卫生出版社, 2004.
6. 黄力毅. 儿科护理学. 第 2 版. 北京: 人民卫生出版社, 2006.
7. 黄力毅. 张玉兰. 儿科护理学. 第 2 版. 北京: 人民卫生出版社, 2013.
8. 梅国建. 儿童护理. 北京: 高等教育出版社, 2005.
9. 全国护士执业资格考试指导用书专家委员会. 全国护士执业资格考试指导. 北京: 人民卫生出版社, 2013.
10. 武君颖. 儿科护理. 北京: 科学出版社, 2012.
11. 王卫平. 儿科学. 第 8 版. 北京: 人民卫生出版社, 2013.
12. 王野坪. 儿科护理. 第 2 版. 北京: 高等教育出版社, 2009.
13. 叶春香. 儿科护理. 第 2 版. 北京: 人民卫生出版社, 2008.
14. 于海红. 儿科护理. 第 2 版. 北京: 人民卫生出版社, 2008.
15. 于洁. 儿科学. 第 6 版. 北京: 人民卫生出版社, 2009.
16. 臧伟红. 儿童护理学. 第 2 版. 北京: 人民卫生出版社, 2014.

57检

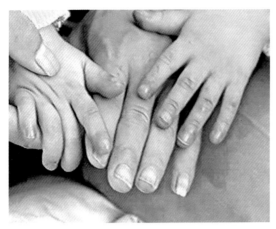

彩图 8-3　指端青紫

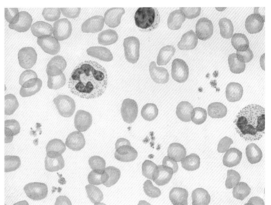

彩图 10-2　缺铁性贫血血象

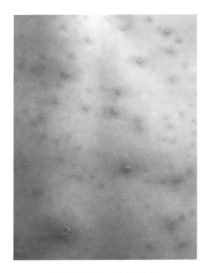

彩图 13-1　水痘皮疹

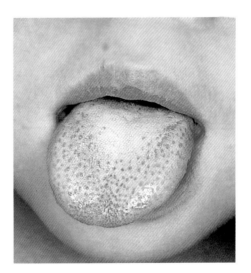

彩图 13-3　草莓舌